患者視点の
新しい透析治療

わかりやすい計画から実際の処方まで

著 政金生人　医療法人社団清永会 矢吹嶋クリニック・院長

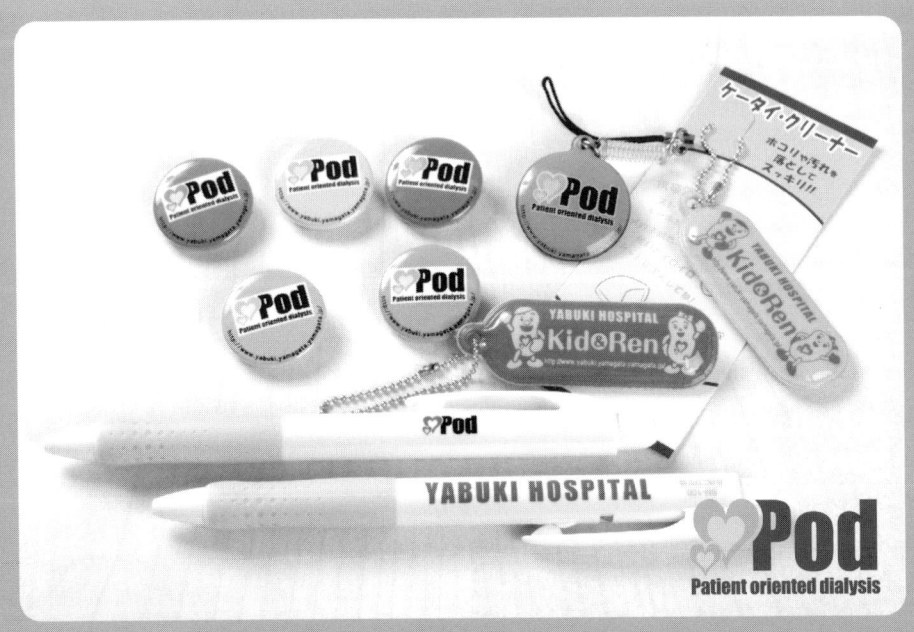

株式会社 新興医学出版社

序　文

　2009年暮,「患者愁訴にフォーカスした透析治療」を日本内科学会一般演題プレナリーセッションに採択するとメールが届いた。これには正直驚いた。なんせ522演題中の14演題, しかも透析の演題はこれまでにほとんどない。けれどその時, 世の中少しは変わりつつあるのかなと思ったのは, その年のアメリカ腎臓学会でも関連演題が3題とも採択されていたからだ。昔からずっと, そして今でもアメリカ的なものや権威的なものに意地を張り続けている自分がいるのだが, このふたつの出来事はホントにうれしかった。少し恩返しができたような気がしたからだ。

　2009年夏, 僕は透析治療の師匠である石崎允先生（永仁会病院, 宮城県大崎市）をガンで亡くした。「患者は嘘を言わない。」「患者の言っていることの裏に, どんなメカニズムがあるのかを科学的に実証するのが医者の仕事だ。」石崎先生の言葉がヒントとなって, 患者愁訴にフォーカスした透析治療；Patient oriented dialysis（愛Pod計画）のコンセプトができあがった。動物的とも言える勘で内在する真実をかぎ当てるが, 口下手で他人から見ると論理の飛躍に見えてしまう石崎先生の教えを, わかりやすく皆に伝えることが自分の仕事なのだと思っていた。

　2010年4月, 内科学会発表の当日, 僕は発表の30分くらい前に会場入りし, 前の発表者を観察していた。東京国際フォーラムのメイン会場正面には大きなスライド画面があり, 向かって左側の演者後方には発表する演者の姿が大写しになっていた。初めて経験する大がかりなセッティングに, ちょっと緊張したがすぐに会場の雰囲気に違和感を覚えた。「あれっ, 演者と目が合わないな。」演者は自分を映すカメラの位置をわかっていないのだ。カメラの位置をすかさずチェックして登壇し, カメラを見つめながらいつものように話し終えた。今振り返ってみるとこれまでの講演の中で一番テンションが高かったように思う。やはりどこか挑戦的な気分でいたのだろう。

　山形に戻ってしばらくしたら, 新興医学出版の林峰子社長から愛Podを本にしないかと手紙が届いた。縦書きの青いインクの達筆で, つくづく縁だなと愛Pod計画をあずけることを決めた。僕は旅先で親しい友人に絵はがきを書くとき, いつも青インクの万年筆をつかっている。石崎允先生は山形の田舎で威張っていた僕を, 日本を代表する腎不全医療業界の先生方との縁に導いてくれた。

わが国の腎不全医療，移植医療の父である故太田和夫先生に引き合わせてくれたのも石崎先生だった。

　「政金君。まさかねーっ。」教科書でしか知らなかった大教授は人なつっこく，ジョークが好きで，ちょっと手塚治虫に似ているなと思った。「山形に政金というやつがいるから応援してやってくれ。」八重洲口の事務所を訪れるたくさんの人に，繰り返し話してくれていたのだと多くの人から伝え聞いた。そのおかげでいくつかの研究会を山形で開催することができたし，何より今の僕がある。しかし2010年の7月，石崎先生を失って1年もしないうちに，大切な恩師である太田先生もお亡くなりになった。太田先生もまた患者の思いを一番に考える人であった。権威に巻かれない独立心，仲間を大切にすることを教え，僕を新たな縁に導いてくれた。今僕は多くの人の縁に導かれて，彼らの教えを一冊の本にまとめるところまで来た。僕をその縁に導き患者中心の視点という臨床医の基本を教えてくれた二人の偉人に本書を捧げる。

　2011年5月

政金生人

目　次

序　文 ……………………………………………………………………… i

1. プロローグ …………………………………………………………… 1
　A　好奇心旺盛な老人たちと秋田の竿灯 ………………………………… 3
　B　九州の医者バイ ………………………………………………………… 4

2. 適正透析・よい透析とはなにか ………………………………………… 5
　A　適正透析の指標 ………………………………………………………… 7
　B　よい透析の定義 ………………………………………………………… 8

3. 透析液清浄化の重要性 …………………………………………………… 11
　A　ひょんなきっかけで …………………………………………………… 13
　B　透析液清浄化の効果 …………………………………………………… 14

4. HD・HDFにおけるダイアライザの選択 …………………………… 17
　A　ダイアライザ選択の着眼点 …………………………………………… 19
　B　物質除去特性と栄養学的有用性 ……………………………………… 23
　C　生体適合性とダイアライザの選択 …………………………………… 26

5. MIA症候群の予防 ……………………………………………………… 29
　A　長期透析合併症としての栄養障害 …………………………………… 31
　B　透析条件と栄養状態 …………………………………………………… 32
　C　MISシートを用いたNST活動 ……………………………………… 33
　D　MISと生命予後 ………………………………………………………… 38

6. 愛Pod調査による患者愁訴のモニタリング ………………………… 43
　A　どのような症状に着目すべきか ……………………………………… 45
　B　愛Pod調査に見る患者の愁訴 ………………………………………… 47

7. 透析低血圧対策 …………………………………………………………… 55
　A　透析低血圧はなぜ悪い ………………………………………………… 57

B　透析液の清浄化・透析膜選択の重要性 ……………………………… 57
　　C　心機能とシャント …………………………………………………… 60
　　D　適切なドライウエイトの設定 ……………………………………… 61
　　E　低血圧対策としてのオンラインHDF ……………………………… 63
　　F　透析液酢酸の悪影響 ………………………………………………… 63
　　G　初回透析時の注意 …………………………………………………… 66
　　H　ゆっくりと条件を整える …………………………………………… 67

8. かゆみ・イライラ・不眠対策 …………………………………………… 69
　　A　透析患者のかゆみの考え方 ………………………………………… 71
　　B　実際の透析処方 ……………………………………………………… 72
　　C　われわれの治療成績 ………………………………………………… 75

9. アミロイド骨関節痛対策 ………………………………………………… 79
　　A　骨関節痛の考え方 …………………………………………………… 81
　　B　アミロイド骨関節痛に対する透析 ………………………………… 81
　　C　アミロイド症以外の骨関節痛 ……………………………………… 84

10. 高齢者透析のコツ ………………………………………………………… 87
　　A　元気で暮らしているかどうかがもっとも大切 …………………… 89
　　B　高齢者の透析処方 …………………………………………………… 89

11. 透析プログラムの考え方 ………………………………………………… 93
　　A　トロントの在宅血液透析 …………………………………………… 95
　　B　患者への説明・長時間への誘い …………………………………… 98

12. 患者中心の療法選択 ……………………………………………………… 101
　　A　血液透析か腹膜透析か？ …………………………………………… 103
　　B　愛Pod的療法選択 …………………………………………………… 104

13. 患者とのコミュニケーション …………………………………………… 107
　　A　インフォームドコンセントと患者様 ……………………………… 109
　　B　峯岡智恵婦長の思い出 ……………………………………………… 110
　　C　患者の思いと医療者の思いは往々にしてすれ違う ……………… 111
　　D　仕事のやりがい ……………………………………………………… 113

E　日本語力を磨く・会話力を磨く ……………………………… 114

14. エピローグ …………………………………………………… 117
　　A　臨床医のあるべき姿 …………………………………………… 119
　　B　錦の御旗 ………………………………………………………… 120
　　C　キッド＆レンの誕生 …………………………………………… 121
　　D　いかしたネクタイを締めて …………………………………… 122

謝　辞 …………………………………………………………………… 124

索　引 …………………………………………………………………… 125

付録 1　MIS と愛 Pod の流れ ………………………………………… 巻末
付録 2　MIS シート …………………………………………………… 巻末
付録 3　愛 Pod 調査票（ver. 3.1）…………………………………… 巻末

1
プロローグ

A 好奇心旺盛な老人たちと秋田の竿灯

　故石崎允先生はドキッとするようなことをニコニコしながら平気で言う人だったが，1993年の出会いもそのままだった。「お前は透析が下手だから，俺のところを見に来い。」ある講演会の懇親会でいきなり言われたのが弟子入りのきっかけだった。当時矢吹病院では，透析低血圧は日常茶飯事であり，半数の患者にエホチール®の静注を行っており，リズミック®もたくさん使用していた。低血圧を防止するために患者は足をあげセミファーラー位をとり，昼食時にはそのまま体を横にして（とても腰にわるそうだ）食事を食べていたが，それでもしばらくするとショックで嘔吐したり意識を失ったりする患者がいた。透析中血圧は下がるのに透析前の血圧は高く，患者は何種類も降圧薬を服用するという，往復ビンタのような治療をしていた。それでも透析前は血圧が200mmHg以上あり，透析中はショックで100mmHg以下になり，あわてて生食を点滴して命からがら透析を終えるという感じであった。たぶん患者は透析中の血圧低下を恐れて，透析日の降圧薬を飲まなかったり，いろいろ自分で調整したりしていたのだろうと思う。永仁会病院（当時は永野病院）ではリズミック®も含め，昇圧薬を全く使用せず，それでも透析低血圧は稀だと，石崎先生から聞かされていた。「どうせみんな若い患者で，糖尿病患者が少ないのだろう。」とたかをくくって見学に訪れた。

　病院に着いたのはお昼ちょっと前で，すぐに透析室へ案内された。透析室に入るやいなや，患者が一斉に自分を見てリクライニングシートをガタガタいわせて起き上がった。不審な闖入者に好奇心丸出しかと思ったが，振り返って納得，お昼の配膳の時間だった。透析室を見渡すと患者の年齢も，糖尿病の割合も矢吹病院と大体同じと見て取れた。ただ患者の発する元気さが違っていた。皆お弁当をガツガツ食べ，お茶をすすり，リクライニングを倒して昼寝モードに入った。ちょうど矢吹病院ではみんな足を上げている頃合いだ。「透析といっても違うものだな。」というのがその時の感想だった。患者が足を上げている矢吹病院透析室の風景は，秋田の竿灯を通りのホテルの部屋から眺めた様子によく似ていた。「好奇心旺盛な老人と秋田の竿灯の違いはなんだろう。」その時はまだその違いがどこから来るのかわからず，それを知るようになったのは，2年後にシャント手術を習いに正式に弟子入りしてからだ。透析治療そのものに申し訳ないぐらい無知だった。

B 九州の医者バイ

　「透析といっても違うものだな．」と思ってから，これはいろいろな透析を見る必要があると思い，当時オンライン透析濾過法（HDF），透析液水質浄化で盛り上がっていた九州に2人の先生を尋ねた．透析業界の若手のリーダー金成泰先生と当時熊本中央病院におられた業界の大御所福井博義先生である．金先生は透析液清浄化とオンラインHDFの旗手であり，頭脳明晰な論客としてひろく知られていたが，東北のぽっと出の僕にも気さくに接してくれた．膠原病を専門としていたが，腎不全になった患者の治療の質の低さに我慢できず腎臓内科に転身したこと，糸球体生理学から入り，物質除去理論に興味を持ったことなど熱い話を聞いた．透析治療を究めようとまず行ったことは，わが国の透析治療のパイオニアである当時の信楽園病院院長平沢由平先生と当時東京女子医科大学教授太田和夫先生に会いに行ったことなど，そのパッションと行動力に驚かされた．これは後日この二人のパイオニアの慧眼に驚くことになるのだが，そのとき二人とも「透析治療の問題点は栄養障害である」と言い切っていたとのことだった．いろいろ話を聞いた後，オンラインHDFや透析液清浄化など，当時は病院負担での持ち出しとなり，なぜそのような見返りの少ないことをするのかと尋ねると，「だって九州の医者バイ」と答えた．

　翌日は熊本中央病院に福井先生を訪ねた．九州は伝統的に透析時間が長く最低でも5時間で多くの人は6時間だと話し，オンラインHDFの治療効果を熱く語ってくれた．当時はその2年前の医療保険改正で4時間以上の透析時間の加算がなくなっていた．この時間制の撤廃は患者会の猛反発に会い再度改正されることになるのだが，当時は日本全国が4時間透析に向かってまっしぐらに進んでいたころの話だ．「一律4時間になって，それ以上は病院の持ち出しになりますよね．どうして6時間透析を続けるのですか．」福井先生は一瞬黙り，僕のことをじっろと見て一言，「だって九州の医者バイ．」

　これはとても大事で必要なことだと思うと，すぐに実行したり，露骨にまねしたりするところは自分の数少ない長所だと思っている．全国の透析業界の先輩を訪ね，多くの透析患者に会い，その縁から導かれた確信がある．透析の良し悪しは患者に答えがある．患者がよいと感じることを素直に実行するのが医者のあたりまえの姿なのだ．僕の出会った達人達はみな同じ考え方をしていた．

2

適正透析・よい透析とはなにか

A 適正透析の指標

　適正透析の指標というと，まず真っ先に浮かぶのがKt/V（標準化尿素除去量）をはじめとした尿素除去動態の指標であり，これは一般的な透析量として考えられている。日本透析医学会（JSDT）の統計調査や米国の統計調査の解析を見ると確かにKt/Vが高いほど生命予後がよく，透析量の指標としてある程度の妥当性を有している。ではKt/Vが高ければ高いほどよい透析なのか，目標Kt/Vが達成されていればそれで十分なのだろうか。また近年透析プログラムが多様化し，腹膜透析の併用時などその透析量の比較にKt/Vを便宜的に加算しているものも散見されるがこれは妥当なのだろうか。などKt/Vについてはさまざまな疑問が投げかけられている。Kt/Vは体格で標準化した指標ではあるが，依然として体格（筋肉量）の影響を受けるため，小柄な患者では高く出やすい。実際JSDTの統計調査でも女性の平均Kt/Vは，男性よりも0.2程度高い。Kt/Vを透析量の指標として絶対視すると，小柄な患者では透析不足になる危険性が指摘されている[1]。さらにKt/Vはあくまでも尿素を代表とする，小分子物質の除去の指標であり，β2microglobulin（β2MG）やそれ以外の低分子量蛋白の除去については情報を与えない。Kt/Vはあくまでも週3回程度の間歇治療において，尿素の除去を比較する際に適応されるものであり，異なった透析プログラム同士を比較できない。このようにもっとも汎用されているKt/Vでさえ，透析の良否を判定するには不十分である。

　腎臓は糸球体でβ2MGなどの低分子量蛋白だけでなく，アルブミンあるいはそれ以上の分子量の蛋白も一部濾過し，近位尿細管で分解再吸収している。この意味で腎臓は蛋白の代謝臓器であり，人工腎臓にもこの機能は必然的に求められるはずである。しかし現時点で透析量の指標としてある程度の位置づけを持っている低分子量蛋白は，β2MGだけである。血清β2MGレベルが30mg/Lを超えると死亡リスクが高くなるとする報告があり，血清β2MGレベルは適正透析の指標の一つになりうる[2]。しかし血清β2MGレベルは，体内の炎症状態，C型肝炎をはじめとしてウイルス感染症の存在，食事摂取量の影響をうけるため，血清β2MGだけで適正な透析量かどうかを論じることは難しい。一方，β2MGの除去効果の高い，高透過性のダイアライザを使用した透析が予後を改善するかどうかについては，世界でいくつかの大規模前向き研究が行われているが，高透過型ダイアライザの明白な優位性を証明するには至

っていない[3,4]）。

　腎機能障害が進行すると尿毒素の蓄積に加え，サイトカインをはじめとする低分子量蛋白の排泄が遅れるため微弱な炎症が惹起される。これが併存する栄養障害と悪循環を形成し動脈硬化を進行させていくというのが，Malnutrition Inflammation Atherosclerosis（MIA）症候群の概念であり[5]，慢性腎臓病：Chronic Kidney Disease（CKD）の基本コンセプトである。CRPやIL-6などの炎症の指標は，予後規定因子であることはこれまでのさまざまな報告で明らかにされており，炎症は透析患者の予後を悪くする因子であるといえる。しかしながらCRPやIL-6などの指標は体内の炎症状態を反映し，予後を推測する重要な因子ではあるが，日常目の前で行われている透析の良否を判断することには役に立たない。

　このように現在までに提案されているさまざまな適正透析の指標を見てみると，多くはアウトカム研究から導かれた指標であり，「あるコホートが結果的に長生きした。」という基準である。しかし，透析治療に携わるすべての人（それは患者も含めて）が知りたいことは，目の前で行われている（自分の受けている）透析がよい治療なのか，そうでないのかということである。そして，もしよくないとしたらどのように変えていったらよいのかという道標である。これまでの適正透析の指標はこの点に関して全く無力であった。2005年われわれは，透析治療が患者にとって快適であるかどうか，愁訴がなく，元気な日常生活を送れるかどうかがもっとも簡単な適正透析の指標であると提案し，これを愛Pod計画としてまとめた[6,7]。PodはPatient oriented dialysis患者の愁訴に基づく透析治療の意味で，愛情をもってよい透析を行おうというキャンペーンである。もちろんこれはこの時すでに大ヒットとなっていた米国アップル社の携帯ミュージックプレーヤーiPodの人気にあやかりたいと引っかけたものである。

B よい透析の定義

　腎不全患者は多くの場合腎臓の濾過機能が正常の7〜8％程度になったところで透析治療を始め，2ヵ月後くらいになるとぐっと体調がよくなる。残存腎機能に透析による除去が加わったからだ。しかし2年，3年するとかゆみやイライラ，不眠，皮膚の色素沈着など透析患者特有の症状が起こってくる。血

清β2MGのレベルが急に上昇してくるのもこの頃であり，残存腎機能の消失時期と一致し，一口で言うとこれらは透析不足の症状である（**表1**）。今から15年くらい前の長期透析患者は，一目でそれとわかる黒くくすんだ顔をしていた。あちこちかゆがり，イライラ落ち着きがない，そしていつの間にか痩せて人相が変わってくる。石崎先生に出会った頃，透析患者というのはそういうものだという固定観念があった。永仁会病院見学で，透析のやり方によって患者の元気さや顔色が違うと学び，痛みやかゆみ，イライラなどの症状を手がかりに，ダイアライザやHDFの条件を変えてみた。透析方法の変更で患者の症状が良くなったり，悪くなったりする感触がだんだんわかってきた。Pierratosら[8]が週6回8時間の夜間在宅透析の治療効果を発表したときの驚きは記憶に新しい。彼らの治療条件ではわれわれが日常よく遭遇する，かゆみ，イライラ，透析低血圧などの不快な症状がまったくなかった（**表2**）。「よい透析とは十分な尿毒素除去を行い，患者の自覚症状をとる治療なのだ！」とひらめき，愛Pod計画のよい透析とは楽で痩せてこないというコンセプトを固めた（**表3**）。

これは後日談になるが，愛Pod計画発表5年後の2010年3月にトロントにPierratos先生を訪ね，彼の患者たちにインタビューする機会があった。患者達は口をそろえて，週3回の病院での治療の時よりも何倍も"Energy"を感じると言った。帰国してこの話を伝えると，御自身在宅頻回透析を行っている近畿大学の古薗勉教授はこの"Energy"を「命の炎」と訳し，「よしやるぞ！と自分のうちがわから湧きあがってくる力」だと教えてくれた。にこにこ元気で活動する人と，しかめ面をして痩せてよろよろしている人のどちらが長生きするか，どちらが良い治療なのかなど考えてみるまでもなかったのだ。

表1　透析不足を疑う症状

疲れやすい・活気がない
食欲がなくだんだん痩せてきた
皮膚が黒ずんで張りがない
かゆみがある，皮疹ができる
むくみがあり，血圧が高い
イライラ・レストレスレッグ・不眠
エリスロポエチンが効きにくい
β2MGが高い
PTH，リン高値

表2 連日夜間長時間透析の臨床効果
- 血圧の正常化・左室肥大の退縮
- 血管石灰化の抑制
- 貧血の改善
- リンの正常化
- PTHの低下
- 栄養状態の改善
- 睡眠障害，睡眠時無呼吸の改善
- 妊孕性の改善
- 認知機能の改善
- QOLの改善
- 生存率の改善

表3 愛Pod計画におけるよい透析の定義
- 血圧が下がらず安楽な透析
- 透析後疲労感がない
- かゆみ，イライラがない
- 日常を快適に過ごせる
- 体重が減らない

文献

1) Spalding Em, Chandna Sm, Davenport A, et al.: Kt/v underestimates the hemodialysis dose in women and small men. Kidney Int 74: 348-355, 2008.
2) Okuno S, Ishimura E, Kohno K, et al.: Serum beta2-microglobulin level is a significant predictor of mortality in maintenance haemodialysis patients. Nephrol Dial Transplant 24: 571-577, 2009.
3) Eknoyan G, Beck GJ, Cheung AK, et al.: Effect of dialysis dose and membrane flux in maintenance hemodialysis. N Engl J Med 347: 2010-2019, 2002.
4) Locatelli F, Martin-Malo A, Hannedouche T, et al.: Effect of membrane permeability on survival of hemodialysis patients. J Am Soc Nephrol 20: 645-654, 2009.
5) Stenvinkel P, Heimuburger O, Paultre F, et al.: Strong association between malnutrition, inflammation, and atherosclerosis in chronic renal failure. Kidney Int 55: 1899-1911, 1999.
6) 政金生人:愛Pod (patient oriented dialysis) 計画. Clinical Engineering 17: 157-163, 2006.
7) Masakane I: High-quality dialysis: a lesson from the Japanese experience. Nephrol Dial Transplant Plus3 [Suppl 1]: i28-i35, 2010.
8) Pierratos A, Ouwendyk M, Francoeur R, et al.: Nocturnal hemodialysis. Three-year experience. J Am Soc Nephrol 9: 859-868, 1998.

3

透析液清浄化の重要性

A ひょんなきっかけで

　1996年当時，矢吹病院では透析低血圧は日常茶飯事であり，低血圧予防のためほとんどの患者が下肢を挙上させて透析を行っていた。昼過ぎになると低血圧となり意識を失う患者や，筋肉のけいれんを起こして助けを求める患者がたくさんおり，看護師はベッドの合間を走り回り，昼過ぎの透析室は戦場だと言っていた。エホチール®は47％に，リズミック®など自律神経作動薬も半分くらいの患者に使っていたように思う。やっとのことで透析を終えた患者は，透析室を出るとすぐ自動販売機でジュースを飲む，そうしないとふらついて帰れなかったのだ。ドライウエイトには数分間到達しているという，台風の瞬間最大風速のようなドライウエイトであった。透析なんてどこもそんなものなのだと思っていた僕だったが，永仁会病院の見学で意識がかわりつつあり，ちょうどその頃矢吹病院にとっても大きな変化があった。

　矢吹病院は1996年に透析液の清浄化対策を行い，透析液エンドトキシン濃度を329EU/Lから測定感度以下に低下させた。こんなにドラマチックな機会もそうないだろうからと，ダイアライザやドライウエイトなど透析の条件を固定して様子を見ることにした。3ヵ月後に血清β2MGの低下，ヘマトクリットの上昇，アルブミンの上昇が認められ，これをまとめて1997年5月に新潟で行われた日本腎臓学会で発表した（図1）。これが矢吹病院にとっても，僕自身にとっても大きなターニングポイントになった。腎臓学会専門医更新の点数欲しさに，さしたる意気込みもなく発表したのだが，発表を終えると反響がすごかった。透析液清浄化の重要性は，すでに1991年Baz[1]により手根管症候群の発症遅延効果があると報告されていたのだが，血清β2MGが低下するとは報告されていなかったからである。透析アミロイド症の原因物質がβ2MGであることを発見し，当時新潟大学第2内科教授で大会長でもあった下条文武先生がべた褒めしてくれ，壇上で紅潮したのを記憶している。それまでは透析医学会やHDF研究会など，一般演題をひねり出すのがやっとだったのだが，それ以降ワークショップやらシンポジウムやらの演者が舞い込むようになり，あれよあれよという間に今になったという感じだ。

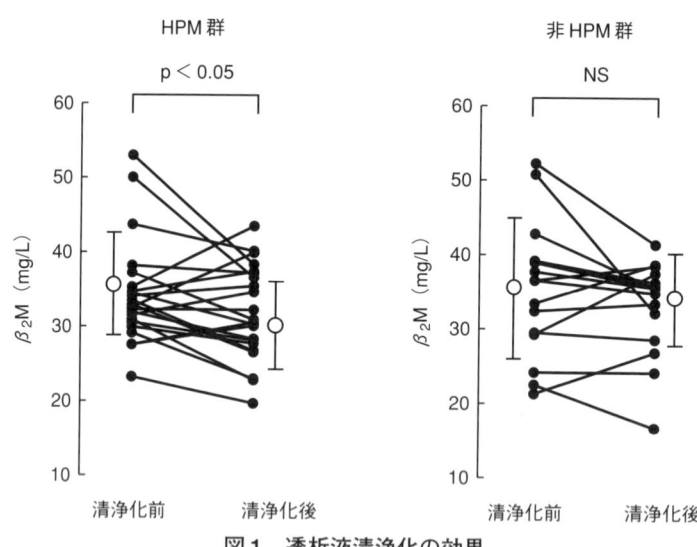

図1 透析液清浄化の効果
透析液を清浄化3ヵ月でハイパフォーマンス膜（HPM）でβ2MGの低下を認めた。

B 透析液清浄化の効果

　透析液の細菌学的汚染とくにエンドトキシン汚染は，透析中の低血圧やショックの原因になるだけではなく，単球を活性化し炎症性サイトカインを誘導し，さまざまな合併症の発生母胎になっているのではないかとはすでに1980年代前半から考えられていた．透析合併症の代表である透析アミロイド症は1986年に下条ら[2]によってβ2MGが原因物質であると明らかにされていたが，当初は病気の本態はβ2MGの蓄積がメインと考えられ，そのため，いかに効率よくβ2MGを除去し透析アミロイド症を防ぐかということが，1980年代後半の透析治療発展のモチベーションであった．その結果さまざまな種類の合成高分子膜の開発や，HDF療法が急速に発達した．1991年とはその絶頂のころであり，Bazが透析アミロイド症の発症機転に透析液の細菌学的汚染が強く関与していると報告したのは，たぶん非常にショッキングな出来事であったのだろう．繰り返しになるが，石崎允先生に「おまえは透析が下手だ．」と言われたのが1993年だから，Bazの発表の頃の自分はまあ箸にも棒にもかからないもので，当然そんな発表があったなど露とも知らなかったのだが．透析液清浄化の臨床効果はその後世界各地からさまざまな報告がなされた．エリスロポエチン不応性の改善，炎症指標の改善と栄養状態の改善，ラジカルストレスの軽減

表4　透析液清浄化の臨床報告（報告年順）

報告者	臨床効果	前ET濃度	後ET濃度
Baz	手根管症候群を抑制	不明	0.040EU/mL 程度以下
Koda	手根管症候群抑制 生命予後改善	不明	0.060EU/mL 程度以下
Nakazawa	sCD14, IL-6 の低下	0.020EU/mL	0.001.5EU/mL 以下
政金	β2MG の低下 Hb, アルブミンの上昇	0.329EU/mL	BDL
Sitter	エリスロポエチン減量効果	85-100 cfu/mL	UPD
Schiffli	CRP, IL-6 の低下 栄養状態の改善 残腎機能の保持	0-100 cfu/mL 42-60 cfu/mL 不明	UPD UPD UPD
武本	赤血球寿命の延長	0.189EU/mL	BDL
岡	酸化LDL, MDA の低下	0.039EU/mL	BDL
川原	IL-6, 高感度CRP の低下	BDL	RO水を BDL
Izuhara	血清ペントシジンの低下	0.017EU/mL	BDL
Furuya	β2MG, の低下 血清ペントシジンの低下	0.005-6	BDL

文献3から一部改編して記載，個々の参考文献は省略，文献1参照
BDL：below detectable limit
UPD：ultrapure dialysis fluid；ET＜0.03EU/mL, bacteria＜0.1cfu/mL

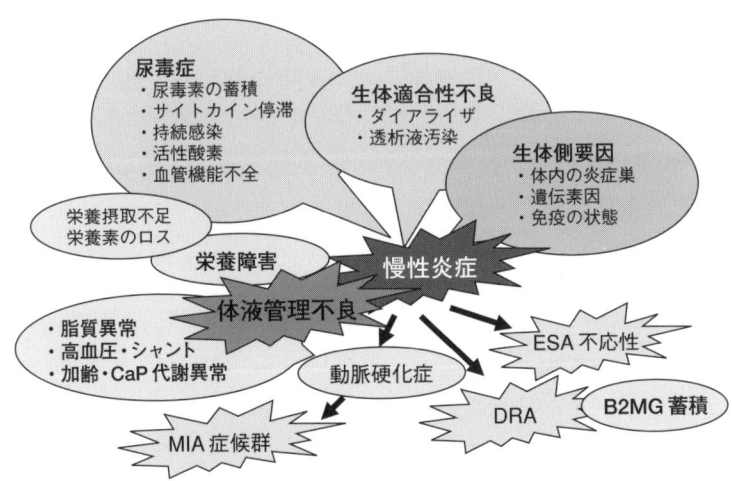

図2　慢性透析患者の合併症発症の構図
慢性透析患者では尿毒症毒素の蓄積と透析治療の生体適合性不全から，微弱な炎症がおこりさまざまな合併症を発生する。
MIA：Malnutrition Inflammation Atherosclerosis, ESA：Eryhtoropoiesis stimulating agent, DRA：Dialysis Related Amyloidosis

など多岐に及ぶ[3]（表4）。近年透析アミロイド症をはじめとした透析合併症の多くは，尿毒症病態と治療そのものが生体に引き起こす微弱炎症反応（生体適合性不良）を母胎として発生すると考えられるようになった（図2）。中でも

近年もっとも注目されている透析合併症は微弱炎症により栄養障害と動脈硬化が進行し，心血管系合併症が発生するとするMalnutrition Inflammation Atherosclerosis（MIA）症候群である[4]。透析液の汚染は透析治療の生体適合性不良を引き起こす最大の要因であり，透析アミロイド症やMIA症候群の最大のプロモーターでもある。

　矢吹病院に話をもどすが，透析液を清浄化してしばらくたつといろいろなことに気がついた。まず透析中に血圧が下がらなくなり，患者は安心して透析を受けられるようになった。なぜかシャントのつまる回数が激減した。その後ダイアライザやドライウエイトなどの治療条件を適正化し，血流量の安定しないシャントの手術的修復を行った。昇圧薬は不要となり，患者の顔色は白くなり，食欲が出て太ってきたためドライウエイトを2年間で平均2Kgあげた。透析液の清浄化はβ2MGの低下，ヘマトクリット，アルブミンの上昇だけでなく目に見える形で，患者の姿も変えたのだった。透析液清浄化に引きつづきおこった透析低血圧の減少，栄養状態の改善などを相次いで学会に報告したのだが，透析液清浄化だけの効果かどうかはあやしいとの指摘を毎回必ず受けた。今で言うところの「エビデンスレベル」が低いということであり，ダイアライザの変更やシャントの修復など，合わせ技一本ではないかとの指摘だ。もちろんその通りであり，自分もそのつもりでいたのだから，たぶん壇上では「あたりまえでしょ。」と憮然としていたのだと思う。透析のちょっとしたやり方だけで，ここまで劇的に患者が変わるのだという事実をもう少し重要視すべきではないかと言いたかったのだ。誰もかれもが「エビデンス，エビデンス」と繰り返すようになるちょっと前の頃の話だ。

文　献

1) Baz M, Durand C, Ragon A, et al：Using ultrapure water in hemodialysis delays carpal tunnel syndrome. Int J. Artif. Organs. 14：681-685, 1991.
2) Gejyo F, Odani S, Yamada T, et al：Beta 2-microglobulin：a new form of amyloid protein associated with chronic hemodialysis. Kidney Int 30：385-390, 1986.
3) Masakane I：Review：Clinical usefulness of ultrapure dialysate-recent evidence and perspectives. Ther Apher Dial 10：348-354, 2006.
4) Stenvinkel P, Heimuburger O, Paultre F, et al.：Strong association between malnutrition, inflammation, and atherosclerosis in chronic renal failure. Kidney Int 55：1899-1911, 1999.

4
HD・HDF における ダイアライザの選択

A ダイアライザ選択の着眼点

　現在わが国で使用できるダイアライザは，膜素材，細孔径・分布，膜面積など多様で，各メーカーがそれぞれ独自な製品を作っているため数え切れないくらいの種類がある。ここで問題となってくるのは一体どのようにそれらを使い分けるのかと言うことである。通常内服薬であれば，頭痛には鎮痛薬，肺炎には抗生物質，腹痛には鎮痙薬など症状や病態に応じた治療が行われる。近年テーラーメード治療という言葉が盛んに用いられるが，これは病態治療からさらに進んで，個人の遺伝特性からくる薬剤への反応性への違いなどを加味したより個別性の高い治療のことを言う。透析医療は流行のテーラーメード治療とは対極にある。週3回4時間，血流量は平均200ml/分で，ダイアライザはだいたい1.5m^{2}でポリスルホン（polysulfon，PS）膜が中心，透析液の組成はどこのメーカーもだいたい似通っており，流量は500ml/分である。ちなみに，欧米では透析液組成はカリウム，ブドウ糖，カルシウムなどさまざまな濃度の透析液があり，病態に応じて使い分けられている。透析液はわが国では医薬品であるが，諸外国では医療器材としての扱いを受けており，新規規格の承認申請に要する手間が大幅に違うことと，わが国では歴史的に多人数用透析液供給装置がメインであり，個別透析液処方に関心が薄かったことなども影響している。透析治療においてダイアライザの選択は透析治療のクオリティを左右する大きな問題であるのだが，現状でもその認識は薄く，ましてや使い分けなどどの教科書にも記載されていない。われわれの施設では患者の愁訴に応じてダイアライザを選択し，HDFの治療条件を設定してきたが，このようなコンセプトを続けてくると，ダイアライザ選択の最大公約数的ノウハウが蓄積した。それを本章で解説する。

　われわれの施設での治療方法の選択を解説する前に，ダイアライザの選択は何に着目して行うのかということを整理しておきたい。表5に示すようにダイアライザの選択は，患者の性別，年齢，体格や臨床症状などの臨床医学的側面に着目して行う，患者の社会学的背景に着目して行う，ダイアライザの除去性能に着目して行う，さらには透析施設の治療方針や経営コストの制約などで決定される。しかしたとえば高齢者にはどのような透析膜を選ぶのか，かゆみのある患者にはどのような治療が選ばれるのかなどの病態に応じた治療方針はこれまでに示されていない。そのため経営コストを重要視して施設のダイアライ

表5 治療法・ダイアライザ選択の視点

- 臨床医学的視点から
  - 年齢, 性別, 体格を考慮した選択
  - 患者の愁訴に応じた選択
- 社会医学的視点から
  - 患者の身体精神活動状態に応じた選択
  - （社会資産の配分の問題）
- 血液浄化技術の視点から
  - 小分子尿毒素の除去
  - 蛋白結合型尿毒素の除去
  - 低分子量蛋白除去
- 透析施設の視点
  - 治療方針
  - 経営コストの問題

ザのラインアップを絞り，透析効率がよいダイアライザを多くの患者に使用しているというのが現実の姿である．しかしここで注意しなければならないことは，ダイアライザの除去効率と患者の症状や生命予後が関連するかどうか，除去効果の高いダイアライザがQOLの高い長期生存を可能にするかどうかということに関しては現時点であきらかなコンセンサスが得られていないということである[1,2]．一方わが国に限らず，透析患者は高齢化・長期化してきており，透析低血圧や不眠，掻痒感，イライラなどのQOLを低下させる不定愁訴をかかえており，これらにいかに対応するかが患者と透析室スタッフの現実的な悩みである．われわれはこれまで透析患者の愁訴，とくに透析中の血圧変動，掻痒感，イライラ，透析後の疲労感を緩和するために，患者の感想を聞きながらダイアライザやHDFの治療条件を試行錯誤で変えてきた．その結果，最大公約数的な透析条件設定のノウハウのようなものにたどり着いた．それはethylenevinylalcohol（EVAL）膜，polymethyl methacrylate（PMMA）膜，オンライン前希釈HDFがこれらの症状の緩和に有効で，患者にとって安楽な透析であるということである（図3）．なぜこれらが，患者にとって安楽であるのか長らく疑問であったのだが，近年それらに科学的解答を与えるさまざまな報告が得られている．

2005年関ら[3]は透析患者では2年間の経過で筋肉量が減少するのに，オンラインHDFでは透析患者の筋肉量が維持され，透析からオンラインHDFに変更した症例では筋肉量が増加すると報告した（図4）．彼らのオンラインHDF

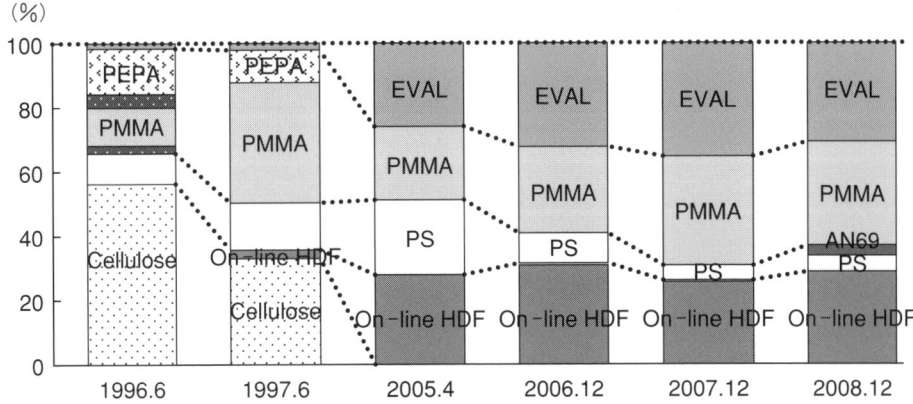

図3 自施設の治療モード，ダイアライザ選択の歴史
透析患者の愁訴に合わせて治療モード，ダイアライザを変更し，最近5年はほぼ定状状態に達している。オンラインHDFはPS，PEPA，PESを用いる。

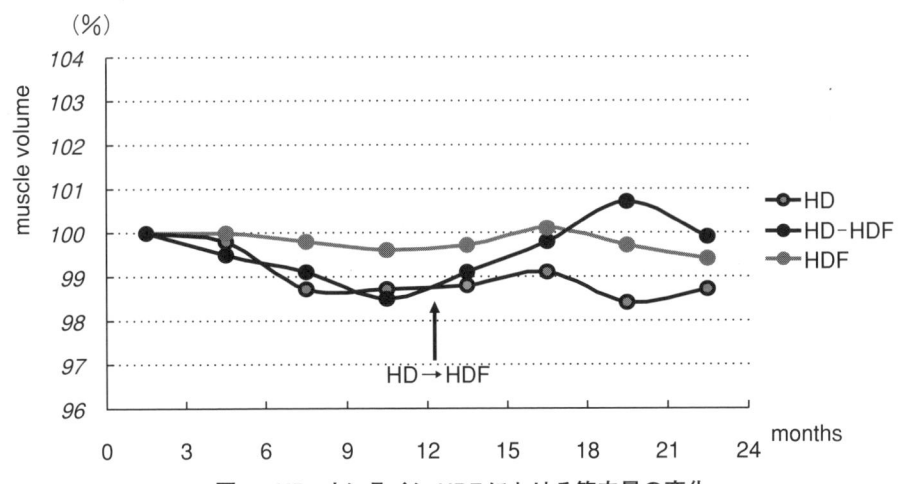

図4 HD・オンラインHDFにおける筋肉量の変化
HD患者では経時的に筋肉量が低下するがオンラインHDF患者では維持される。HDからHDFに変更した患者では，変更後筋肉量が増加している。

はほとんどが前希釈で行われていた。この報告と同じ年に牟田ら[4]は，PS膜で透析をしていた高齢者はどんどん体重が減少し，EVAL膜に変更したところ体重減少が止まったと報告した。前希釈HDFもEVAL膜も透析自体が安楽であると，自施設の患者から聞いていたのでこの報告に大変興味をもった。早速自施設のオンラインHDF症例を解析したところ，筋肉量が増えていたのは前希釈の症例だけであった[5]（図5）。透析が楽であると患者が言うPMMA膜についても同様の検討を行った結果，PMMA膜からPS膜に変更した患者は，牟

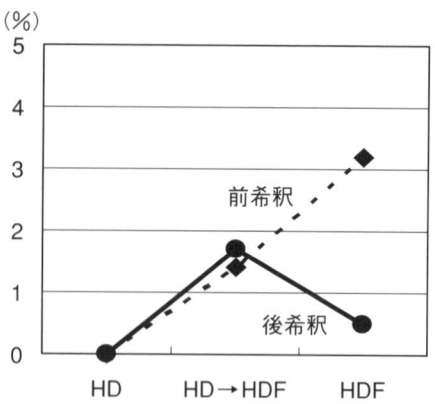

図5 希釈法別LBMの変化
オンラインHDFで徐脂肪体重（LBM）が増えるのは前希釈である。

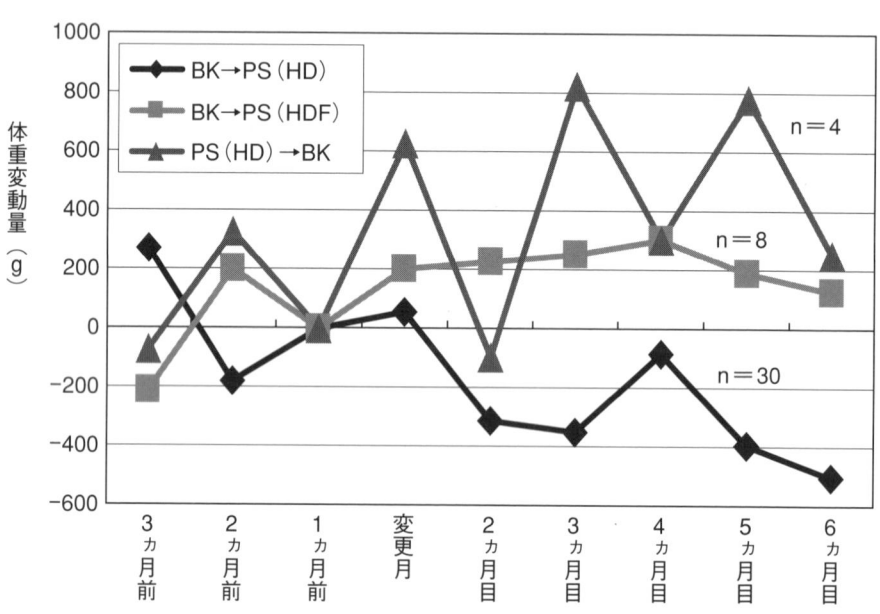

図6 PMMAとPSにおける体重変動の違い
PMMA膜からPS膜に変更すると体重が減少するが、オンラインHDFでは増加、PS膜からPMMA膜に変更すると体重は増加する。

田の報告と同様に体重が減少し、オンラインHDFに変更した患者は関らの報告と同様に体重が増加した[8]。そしてその効果は特に75歳以上の高齢者において顕著であった（図6, 7）。その後日AN69膜も似たような傾向があると報告された。これら患者が安楽であるとして選び取る治療においては、体重が減

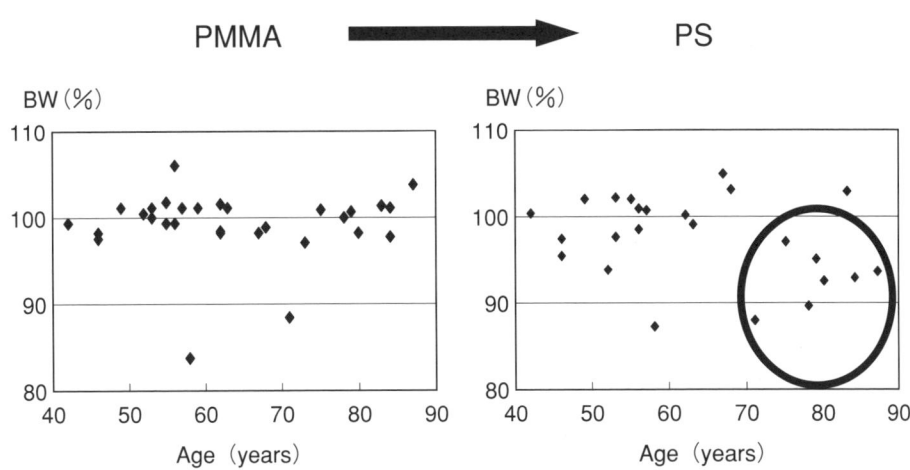

図7 PMMA と PS における年齢別体重減少
PMMA 膜から PS 膜に変更した症例で体重が減少するのは高齢者で顕著である。

らないという共通点があった。これはたんなる偶然ではなく内在する真実のシナリオの一端でしかないのだと，その時思った。それぞれの研究自体はいずれも単施設の少数コホート研究であり，症例選択バイアスがあり，エビデンスレベルは低いに決まっていたがそんなことはお構いなしであった。

「患者は嘘を言わない。患者の言うことにどんな真実が隠れているのか，科学的に説明するのがわれわれの仕事なのだ。」

B 物質除去特性と栄養学的有用性

2005年に牟田[4]はEVAL膜がなぜ高齢透析患者の痩せに有効なのかについて，透析中のアミノ酸の収支を測定しおもしろい考察をしていた。透析中にアミノ酸は血液中からどんどん失われ，透析前血液中にあったもの以上のアミノ酸が透析液中に失われ，総量は8gに達しこれらは透析中に筋肉から遊出されるものであると結論した。EVAL膜はPS膜に比べて，アミノ酸ロスが少なく，筋肉からの遊出の仕方も違うのではないかと推論し，EVAL膜が透析患者の痩せに有効な理由であると結論づけた。われわれもこれと全く同じ研究を，PS膜を使用した血液透析とオンライン前希釈HDF，後希釈HDFで比較してみた。その結果前希釈HDFにおいて，アミノ酸のロスはHDと後希釈HDFより低く（図8），これはオンライン前希釈では，大量の透析液が補液として使用されるため，小分子クリアランスが落ちるので，当然予想される結果であった。

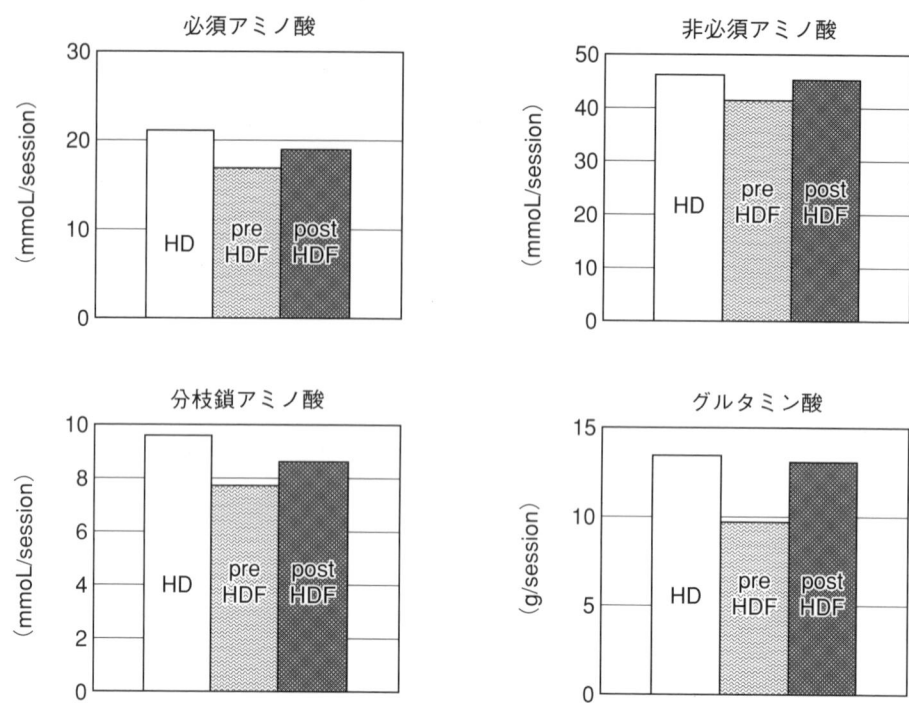

図8 治療モードによるアミノ酸ロスの違い
1セッションあたりのアミノ酸ロスは前希釈HDFでもっとも少ない。

 β2MGやレプチンなど低分子量蛋白はHDFにおいて効率よく除去され，特にレプチンは前希釈において効果的に除去されていた（図9）。一見全く異なるEVAL膜，PMMA膜，AN69膜，前希釈HDFには，患者が安楽で，体重が落ちない他に興味ある共通点がある。それはいずれも小分子クリアランスがPS膜に比べると低いと言うことであり，これはアミノ酸ロスのリスクも低いということである。実はもう一点，低分子量蛋白の除去効率がよいという特徴がある。EVAL膜は透析膜の細孔数が全体的に少なく，小分子クリアランスが小さいが，細孔径分布が大きくアルブミン領域までに及ぶ分画特性をもっている，いわゆるブロードな除去が行える。PMMA膜は蛋白吸着膜であり，アルブミンまでの低分子量蛋白を吸着除去する。小分子クリアランスはカタログデータ上PS膜と遜色ないが，血漿蛋白を吸着した膜の小分子クリアランスは，手持ちにデータはないが経時的にPS膜より低下していくのではないだろうか。AN69も蛋白吸着型の透析膜であり，PMMA膜に似た物質の除去特性を持っている。前希釈HDFにおいては透析液が置換液に配分されるため実質透析液流量が減少，また血液の希釈により溶質濃度勾配が低下するため小分子クリアラ

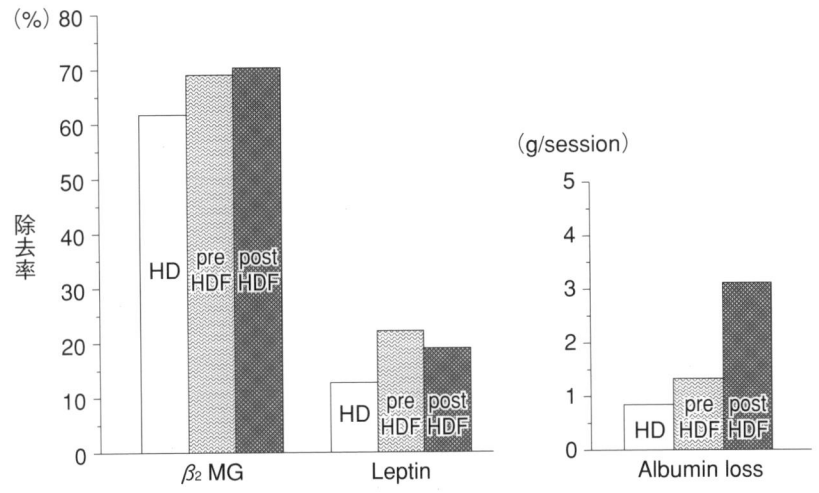

図9 治療モードによる尿毒素除去
β2MG や Leptin などの低分子量蛋白は HDF で多い，アルブミンロスは後希釈 HDF でもっとも多かった。

ンスは低下するが，低分子量蛋白は濾過により効果的に除去される。尿毒症物質の一つである分子量 16KDa のレプチンは理論的に言えば後希釈 HDF の方が効率的に除去されるはずであるが，われわれのプレリミナリーな検討では前希釈において，より効果的に除去されていた。近年蛋白結合型尿毒素の HDF による除去動態の差が注目されているが，その中の報告の一つに蛋白結合型尿毒素である p-cresol の除去は前希釈 HDF においてもっとも除去されるというものがある[6]。その機序として血漿の希釈が蛋白結合尿毒素の除去に効果的に働くのではないかと想定されている。Vanholder ら[7]による尿毒素の分類において，レプチンは中分子物質であると同時に蛋白結合型尿毒素としても分類されており，われわれの研究において前希釈 HDF がレプチンをより効果的に除去した理由として，このメカニズムが関与している可能性もある。いずれにしても EVAL 膜，PMMA 膜，AN69 膜による透析とオンライン前希釈 HDF は，小分子クリアランスが PS 膜に比べて低下している割に低分子量蛋白が除去される，ブロードな除去特性をもっているといえる。PS 膜は β2MG 領域にシャープな分画特性をもち，β2MG は抜けるけれどもアルブミンは漏れないというコンセプトで製造されてきた。では，われわれの腎臓の除去特性はどうかと言うと，糸球体ではアルブミンとアルブミンより大きい蛋白も一部濾過される。これらのほとんどが近位尿細管で再吸収され，分解されて新たな蛋白合成に還元される。アミノ酸やカルニチンなどの小分子必須栄養成分は糸球体で濾過さ

れた後，同様にほとんどが再吸収される。つまり腎臓の除去特性はもともとブロードであり，腎臓はアルブミンを含めた低分子量蛋白の代謝臓器であるという側面をもっている。そのため腎機能障害が進行すると低分子量蛋白の除去が低下し，β2MGや炎症性サイトカインが蓄積してくる，これが透析患者の微弱炎症機転による動脈硬化を進行させるというMIA症候群と慢性腎臓病（CKD）の基礎概念である。

C 生体適合性とダイアライザの選択

近年PS膜の生体適合性不良によると思われる血小板減少や皮疹，末梢循環不全などの報告があり，PS膜製造に不可欠であるPolyvinylpyrrolidone（PVP）やBisphenol Aなどの化学成分の影響が想定されている[9]。これらの症状はEVAL膜やAN69などPVPを含まない透析膜に変更することで症状が緩和する場合がある。ここでまた大きな偶然に気がついたのだが，透析膜の化学成分組成を一覧表にしてみると患者が安楽である好む透析膜である，EVAL膜，PMMA膜，AN69膜にはいずれもPVPを含んでいないのである（**表6**）。翻って前希釈HDFを考えてみると，前希釈HDFにおいてはダイアライザ部で血液が大量の補液により希釈されており，大量の順濾過が生じている。もし有害な化学成分が透析膜から遊出することがあるとしたら，あるいは血球との接触で

表6 各種ダイアライザのBisphenol A，PVP含有の有無

メーカー	ダイアライザ	膜材質	ハウジング	Bisphenol A 膜	Bisphenol A ハウジング	PVP
旭化成クラレ	APS-MD, S, E	PS	Polystyrene	＋	－	＋
旭化成クラレ	PAN-SF	PAN	Polystyrene	－	－	－
旭化成クラレ	KF, KF-C	EVAL	Polycarbonate	－	＋	－
東レ	TS-UL, PL	PS	Polycarbonate	＋	＋	＋
東レ	CS-U	PS	Polypropylene	＋	－	＋
東レ	BK, BG	PMMA	Polystyrene	－	－	－
カワスミ	PS-N, H, UW	PS	Polycarbonate	＋	＋	＋
フレゼニウス	FPX	PS	Polycarbonate	＋	－	＋
ニプロ	FB-U, F	CTA	Polycarbonate	－	＋	－
ニプロ	PES-D, DS, DE	PES	Polycarbonate	－	＋	＋
日機装	FDY, FDX	PEPA	Polycarbonate	＋	＋	＋
ガンブロ	H12-4000S	PAN	ABS	－	－	－

何らかの生理活性蛋白が合成されるとしたら，それらは大量の濾過で透析液側に洗い流されるであろう。また血液が希釈し，流速が早いため透析膜表面への接着の機会が減るであろうことは想像に難くない（**図10**）。つまり患者が安楽と感じるEVAL膜，PMMA膜，AN69膜，前希釈HDFは生体適合性不良の原因の一つとされているPVPなど透析膜化学成分の影響を受けにくい治療方法であると言える。佐藤ら[10]はPS膜とEVAL膜では透析中の末梢循環が良好に保たれることを報告し，EVAL膜において白血球血小板凝集がPS膜より低いことも報告されている[11]。

以上述べてきたように，患者が楽であると言うEVAL膜，PMMA膜，AN69膜，オンライン前希釈HDFは，体重を維持する，ブロードな物質除去特性をもつ，PVPなどの化学成分の影響を受けづらいという共通点をもっていることが明らかになった。患者はこのような物質の除去特性のデータも，化学成分のデータも全く知らされることなく，「透析の安楽さ」という基準でダイアライザや前希釈HDFを選び取っていることに驚愕するのである（**表7**）。「患者は嘘は言わない。底に眠る真実を掘り出すのがわれわれの仕事だ。」とEBM偏重の付和雷同と権威追従に挑みつづけた石崎允先生の達観に鳥肌がたつ。

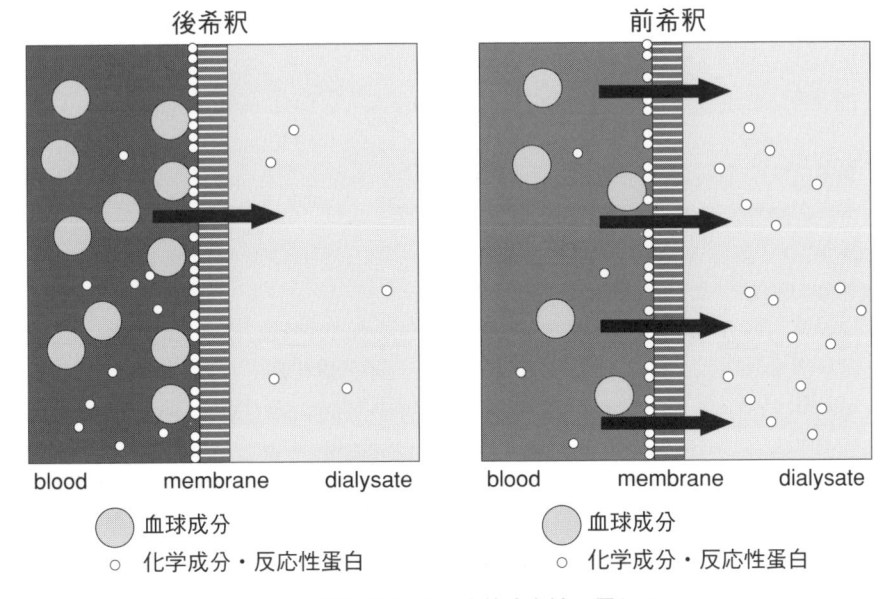

図10 前希釈HDFは生体適合性に優れる
前希釈HDFは膜からの化学成分の遊出や反応性蛋白があっても透析液側に洗い流し，血液の希釈，流速の増加により血液細胞の膜表面への接触の機会が減ると予想される。

表7 患者が好む透析条件の特徴

- 小分子除去効率がPSより低い
  （アミノ酸のロスが少ない）
  ―EVAL, PMMA, AN69, on-lineHDF前希釈
- 低分子量蛋白の除去がよい
  ―細孔径大：EVAL, PS, PEPA, PESなど
  ―濾過：HDF, 内部濾過促進ダイアライザ
  ―吸着：PMMA, AN69
- PVP, Bisphenol Aを含んでいない。

｝腎臓に似た
バランス良い除去

患者は誰にも教えられず，これらの治療を選び取っている。

文 献

1) Eknoyan G, Beck GJ, Cheung AK, et al.：Effect of dialysis dose and membrane flux in maintenance hemodialysis. N Engl J Med 347：2010-2019, 2002.
2) Locatelli F, Martin-Malo A, Hannedouche T, et al.：Effect of membrane permeability on survival of hemodialysis patients. J Am Soc Nephrol 20：645-654, 2009.
3) 関裕幸，宍戸洋，政金生人：長期透析患者におけるBIA法による体成分の長期刑か観察―HDFは痩せの進行を抑止できるか― 腎と透析59別冊HDF療法'05：249-251, 2005.
4) 牟田俊幸，藤本貴之，原田康雄ら：膜素材の違いにより透析中のアミノ酸漏出に差があるだろうか．腎と透析59別冊ハイパフォーマンスメンブレン'05：241-244, 2005.
5) 政金生人：栄養学的な見地から見直されてきた前希釈HDFの有効性．Clinical Engineering 18：128-133, 2006.
6) Bammens B, Evenepoel P, Verbeke K, et al.：Removal of the protein-bound solute p-cresol by convective transport：a randomized crossover study. Am J Kidney Dis 44：278-285, 2004.
7) Vanholder R, De Smet R, Glorieux G, et al.：Review on uremic toxins：classification, concentration, and interindividual variability. Kidney Int 63：1934-1943, 2003.
8) 政金生人：高齢者にはPSでなくPMMAの方がよい．腎と透析63別冊 ハイパフォーマンスメンブレン'07：202-204, 2007.
9) 申曽洙，西岡正登，新光聡子ら：PS膜透析器との関連が危惧される病態について．腎と透析63別冊ハイパフォーマンスメンブレン'07：275-279, 2007.
10) Sato M, Morita H, Ema H, et al.：Effect of different dialyzer membranes on cutaneous microcirculation during hemodialysis. Clin Nephrol 66：426-432, 2006.
11) Sirolli V, Ballone E, Amoroso L, et al.：Leukocyte adhesion molecules and leukocyte-platelet interactions during hemodialysis：effects of different synthetic membranes. Int J Artif Organs 22：536-542, 1999.

5

MIA症候群の予防

A 長期透析合併症としての栄養障害

　一昔前までは長期透析の合併症と言えば，透析アミロイド症と続発性副甲状腺機能亢進症をはじめとした骨関節障害が重要視されてきた．しかし近年は患者の高齢化を背景に，いかに栄養障害を食い止め活動性を高く維持するかに視点が切り替わってきている．慢性腎不全患者ではさまざまな尿毒症物質の蓄積，ラジカルストレスの亢進，炎症性サイトカインの滞留に加え，透析液汚染やダイアライザの生体適合性不良など治療そのものにより全身の炎症が惹起される．透析アミロイド症も当初は$\beta 2MG$の蓄積が病因と考えられたが，$\beta 2MG$の産生，変性，組織への沈着のすべてのステップに炎症機転が関与していることが明らかになり，微弱炎症を背景とした尿毒症病態の一つとしてとらえられるようになった．エリスロポエチン不応性貧血や，発癌の増加などもこれら尿毒症病態の一環としてとらえることができる．Stenvinkel[1]はこの微弱な炎症機転が，透析患者において栄養障害と悪循環を形成し，透析患者の死因の約半数を占める動脈硬化性疾患を進行させるとしてmalnutrition inflammation atherosclerosis（MIA）症候群という概念を提唱した．尿毒症病態を俯瞰すると，生体適合性のよい十分な尿毒素の除去を行うことが栄養状態を良好に保つうえで重要であることがわかる（図11）．日本透析医学会のデータをみると，患者の生存に有利な因子として，Kt/Vや透析時間といった透析量の指標と，筋肉

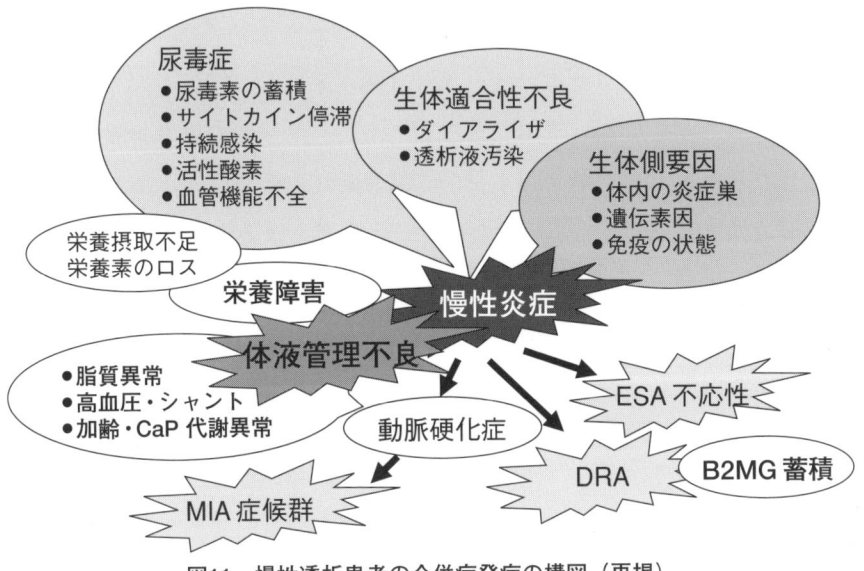

図11　慢性透析患者の合併症発症の構図（再掲）

量・栄養状態の指標である％クレアチニン産生速度が重要であることが明らかにされている[2]。

今より20年以上前，炎症を背景とした透析患者の栄養障害がまだ透析合併症として認識されていなかった頃の話である。日本の透析療法の先駆けである信楽園病院の故平沢由平先生と東京女子医科大学の故太田和夫先生は，透析患者のもっとも重要な合併症は栄養障害であると口をそろえていた。手足は枯れ枝のようになり，手術で開腹すると腸が非常にうすくなっており，これは大変なことだと。このエピソードは，1995年に九州に金成泰先生を訪ねた時に聞き，その後太田先生に直接聞いてみたのだが，「腸壁が本当にぺなぺなだったよ。」と昨日のことのように教えてくださった。

透析患者の栄養状態を良好に保つためには十分な透析による除去を前提とした，十分な栄養の摂取が重要である。前述のように透析治療は1回の透析で，8～10gのアミノ酸，カルニチンや水溶性ビタミンを失うために十分な栄養摂取が不可欠である。しかし週3回4時間の透析治療の場合，蛋白摂取量の増加は高リン血症のリスクと隣り合わせであり，高リン血症に引き続く続発性副甲状腺機能亢進症により動脈硬化の促進と骨障害を進行させてしまう。Pierratosら[3]の週6回8時間の在宅夜間透析では患者は食事制限を行っておらず，逆に低リン血症を起こさないように十分な蛋白摂取を指導されている。さらに透析液にはリンが添加され，低リン血症を起こさないように工夫されている。在宅夜間透析患者の降圧薬の服用はわが国では65％程度であるのに対しわずか数％であり，生存率は献腎移植と全く変わらない数値である[4]。このように透析患者の栄養状態を良好に保つためには，透析時間を延ばし，回数を増やし十分な栄養摂取を行うのがもっとも確実である。しかし，すべての患者が長時間頻回透析を行うことが難しく，週3回4～5時間透析の範疇で可能な限り栄養状態を良好に保つにはどうしたらよいかということを考えてみたい。

B 透析条件と栄養状態

透析患者の栄養状態の評価にはさまざまな指標が用いられるが，単独で栄養状態を評価する指標はない。体重や筋肉量などの身体計測のデータ，アルブミンやプレアルブミンなどの採血データ，食事調査や蛋白異化率による蛋白摂取量の推定などを総合的に判断することが重要である。一般的に歳をとるにつれ

て体重は減少するが，これは筋肉量の減少を意味している．透析患者も例外ではなく経年的に体重は減少し，これは同じように筋肉量の低下を意味している．逆に体重が増える場合，増えるのは体脂肪で筋肉はむしろ低下しているということが多い．同じ体重を維持していても，年齢とともに筋肉が体脂肪に置き換わるのである．よほど意識的に栄養摂取と運動を計画的に行わないと，体重を維持あるいは落としながら筋肉を増やすのは至難の業である．つまり透析患者はドライウエイトが経時的に増えていくくらいでないと，筋肉量を維持することはできないと考えた方がよい．栄養状態の評価はさまざまな指標を用いて多角的に行うのが良いが，もしたった一つシンプルな指標を選ぶとしたらドライウエイトの経時変化でよい．なぜなら栄養評価は経時的に行ってこそ意味があるのであり，多くの指標を用いて立派な栄養評価をたった1回やってもあまり意味がないからである．もちろんドライウエイトを減らさないといっても血圧が高くない，浮腫がないなど適切な体液量のコントロールを前提に，透析処方を工夫したり，栄養介入を行ったりするのがよい．

　前章において，EVAL膜，PMMA膜，AN69膜，前希釈オンラインHDFは透析患者の体重を維持するうえで重要であると述べた．その機序は小分子クリアランスがPS膜よりも抑えられており，アミノ酸などの栄養素のロスが少ないこと，その割にレプチンなどの低分子量蛋白が除去されることにある．この腎臓に似たブロードな除去特性が，食事摂取量とのバランスにおいて栄養状態の維持には重要ではないかとわれわれは考えている．またこれらの治療モードはPVPをはじめとした，透析膜の化学成分の影響を受けにくい治療であるとすでに述べた．大切なことは，栄養障害の原因の一つに透析量の問題だけでなく，ダイアライザの選択など透析条件が関与している場合があるということを認識しておくことである．繰り返しになるがすべての透析患者は透析不足であり，透析患者におこるほとんどすべての不都合は透析不足から生じる．だからまず見直されるべきものは透析の質なのであり，食事制限などの自己管理に真っ先に責任を求めてはならない．

C　MISシートを用いたNST活動

　透析患者の栄養状態を良好に保つためには，栄養状態を体系的に評価して栄養障害があるかどうかを判断し，適切な治療プランをチームで策定し介入する

Nutritional Support Team（NST）活動を繰り返し行う必要がある。栄養状態の評価は自覚的栄養評価票，体重，筋肉量の測定などの身体計測指標，アルブミンやプレアルブミンなどの採血の指標など，さまざまな指標を組み合わせて総合的に行う。われわれの施設では2005年からKalantarら[5]が作成した透析患者専用の自覚的栄養評価票 Malnutrition Inflammation Score（MIS）シートを一部改変して使用している。MISでは全部で10項目の質問項目があり，前半7項目は自覚的総合評価（Subjective Global Assessment：SGA）に相当する項目であり，残り3項目に炎症所見としてTIBCとアルブミンが追加されている。それぞれの質問項目に対して0点から3点で評価し総合点を計算する。われわれはNSTの際にミーティングを行いやすいように，CRP，標準蛋白異化率，透析条件，前回点数などを10項目の下に追加した（表8，付録1）。このシート1枚で栄養状態の把握，栄養障害の原因の特定，治療プランの作成が可能である。それぞれの患者の担当スタッフがNSTミーティングの結果を記入し，そのまま患者にコピーを手渡す。総合的な栄養状態評価，スクリーニング方法にGeriatiric Nutritional Risk Index：GNRI[6]があり，これは年齢，体重，身長，アルブミンから計算する簡便な指標であり，栄養状態と予後の解析などによく用いられている。実際MISともよく相関しており（図12），スクリーニングのよい指標ではあるのだが，個別の患者の栄養障害の原因究明，介入プランの策定にはあまり役に立たない。なぜなら，結局カルテをひっくり返さなければ介入プランを策定できないからである。栄養評価は栄養障害の原因を解明し，治療プランを作成，患者の栄養状態を改善させていく具体策を伴っていなければ意味がない。GNRIは簡便なスクリーニングの一手法でしかないが，われわれのMISシートはスクリーニングから評価・介入までが一体化された実践的ツールであるところに違いがある。

　NSTミーティングは，MISの総合点により患者を良好群，軽度栄養障害群，中等度・高度栄養障害群に分類し，中等度・高度栄養障害群と前回調査より5点以上悪化した患者を対象に行う。栄養障害の原因はCRPと標準化蛋白異化率（Normalized Protein catabolic Rate：nPCR）を用いて，CRP 0.3mg/dl以上が炎症型，CRP 0.3mg/dl未満でnPCR 0.9mg/dl未満が食事摂取アンバランス型（注1），その他型と便宜的に定めた（表9）。2005年末の調査では中等度・高度栄養障害は16名全体の4％であり，炎症型50％，食事アンバランス型37.5％，その他型12.5％であった（表10）。それぞれの詳細な原因について検

C. MISシートを用いたNST活動

表8 MISシート（矢吹バージョン）

氏名　　　　　　　殿　　検査日　　年　　月　担当
身長　　cm, 体重（DW）　　kg　新規の方は空欄に生年月日・導入月日・DM有無を記入願います

病歴と自覚症状

1-体重の変化（過去3-6ヵ月のドライウエイトの減少）

0	1	2	3
0.5Kg未満の減少	0.5Kg以上1.0未満	1.0Kg以上, 5％未満	5％以上の

2-食事摂取

0	1	2	3
摂取低下なし 摂取良好	やや摂取不良	中等度の摂取不良または流動食のみ摂取可能	少量の流動食または摂取不能

3-消化器症状（悪心・嘔吐・下痢・食欲不振）

0	1	2	3
問題なし 食欲良好	食欲不振から悪心等の軽度症状あり	時々嘔吐等の中等度症状あり	頻回の下痢, 嘔吐著しい食欲不振

4-身体機能（栄養と関連した機能低下）

0	1	2	3
正常	時々歩行困難や倦怠感あり	日常生活に一部介助が必要（入浴など）	自立生活困難 ベッド上生活・車いす

5-透析歴と合併症

0	1	2	3
透析歴1年未満 健康状態良好	透析歴1-4年 軽度合併症あり	透析歴4年以上, 中等度合併症あり（MCCを1つ含む）	重篤で多数の合併症あり（MCCを2つ以上含む）

MCC：心不全class ⅢorⅣ, 心筋梗塞, エイズ, 重症COPD, 脳血管障害, 悪性腫瘍の転移もしくは化学療法の施行

身体状況

6-体脂肪量の減少（In Body or 計測）　AC　　cm, TSF　　mm（　　％）

0	1	2	3
%TSF 91％以上	%TSF 81〜90%	%TSF 61〜80%	%TSF 60％以下

7-筋肉量の減少（In Body or 計測）　AMC　　cm（　　％）

0	1	2	3
% AMC 91％以上	% AMC 81〜90%	% AMC 61〜80%	% AMC 60％以下

BMI

8-BMI（　　kg/m^2）

0	1	2	3
20以上	18以上20未満	16以上18未満	16未満

検査データ

9-血清アルブミン（　　g/dl）

0	1	2	3
4.0以上	3.5以上4.0未満	3.0以上3.5未満	3.0未満

10-血清TIBC（　　μg/dl）

0	1	2	3
250以上	200以上250未満	150以上200未満	150未満

合計点　　　　点　　良好（0〜3点）・軽度栄養障害（4〜7点）・中・高度栄養障害（8点〜）

その他	CRP（mg/dl）	ダイアライザ	治療方法 HD, HDF（前, 後）, HD+PD	血流量（ml/min）

前回MIS　　　点　　コメント

オリジナルのMISシートの下にCRP, nPCR, 透析条件などを追加し, これだけで栄養状態の評価, 介入計画の立案ができる.

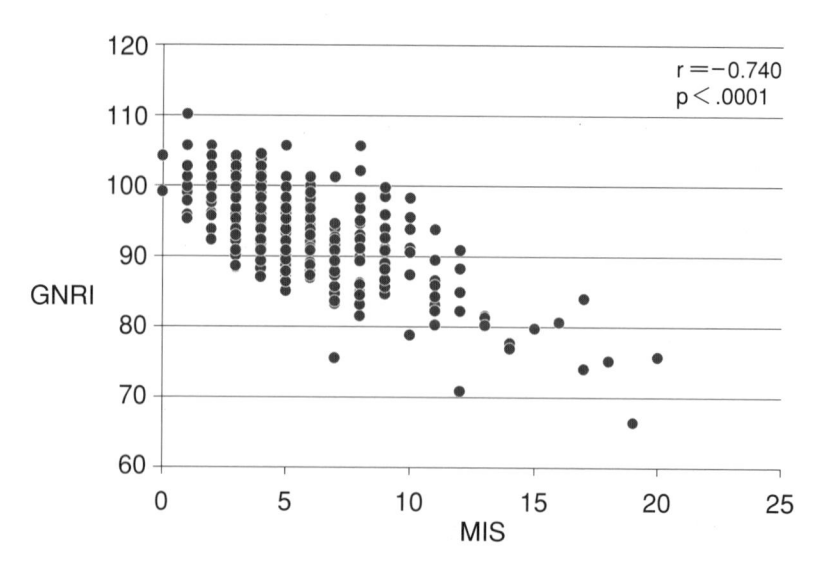

図12　GNRIとMISの関係
MISもGNRIも栄養のスクリーニングでありよい相関を示す。どちらが優れているかではなく，継続することが大事である。

表9　栄養障害の原因分類

炎症型栄養障害
　　CRP 0.3 mg/dl 以上　かつ nPCR 0.9 g/Kg/day 以上
　　CRP 0.3 mg/dl 以上　かつ nPCR 0.9 g/Kg/day 未満（混合型）
食事摂取アンバランス型
　　CRP 0.3 mg/dl 未満　かつ nPCR 0.9 g/Kg/day 未満
その他型
　　CRP 0.3 mg/dl 未満　かつ nPCR 0.9 g/Kg/day 以上

表10　栄養障害の原因

- 炎症型 8人（50.0％）
  - 併存症（慢性呼吸器感染，膠原病，癌など）
  - 齲歯，歯周疾患
  - 透析不足の疑い
  - 責任病巣不明

- 食事型 6人（37.5％）
  - パーキンソン症候群悪化による食事量低下
  - 独居による食指不振
  - 偏食
  - 過度な食事制限

- その他 2人（12.5％）
  - 全般的意欲低下
  - 透析不足

索し，それぞれの職種がアイデアを出し介入方針を決定する（**表11**）。半年後介入プランが奏功したかどうかを再評価し，無効であった場合は別のプランを作成することを繰り返し行う（**図13**）。調査開始からMISシートの評価結果を

表11 栄養障害への介入計画例

- 炎症型
    - 処方検討（医）
    - 呼吸器科へ紹介（医）
    - 歯科受診・歯磨き指導（看）
    - 透析膜の変更（技）

- 食事アンバランス型
    - パーキンソン病の治療変更（医）
    - 入所先施設の職員と連携（看）（栄）
    - 透析膜変更（マイルドにする）（技）
    - MSWに依頼し社会資源の活用（看）
    - 正しい食教育（栄）

- その他型
    - 看護師の受け持ち制（看）
    - 血流量の増加（技）
    - 外食や総菜の選び方を提案（栄）

括弧はそれぞれの提案者

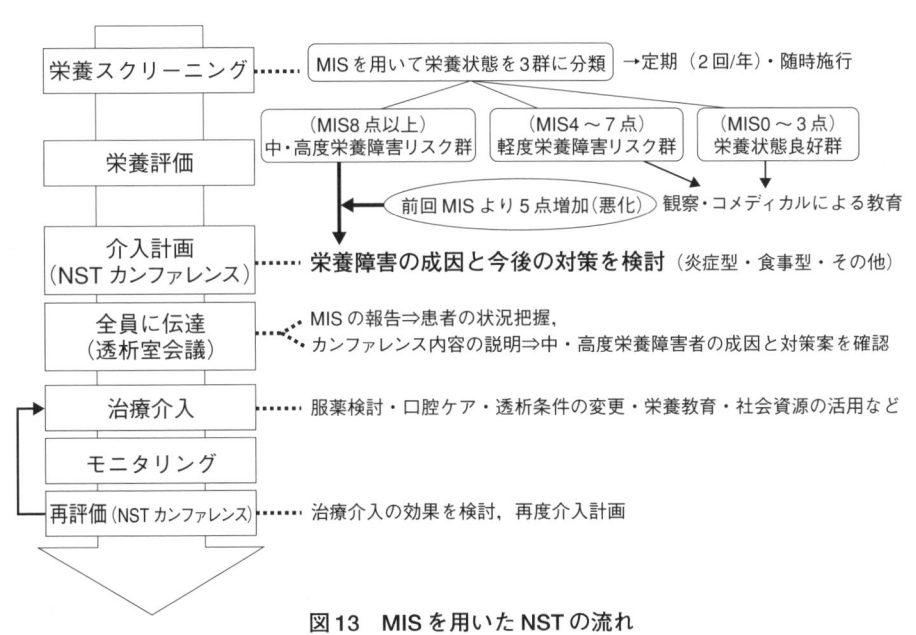

- 栄養スクリーニング …… MISを用いて栄養状態を3群に分類 → 定期（2回/年）・随時施行
- 栄養評価
    - （MIS8点以上）中・高度栄養障害リスク群
    - （MIS4～7点）軽度栄養障害リスク群
    - （MIS0～3点）栄養状態良好群
    - 前回MISより5点増加（悪化） / 観察・コメディカルによる教育
- 介入計画（NSTカンファレンス）…… **栄養障害の成因と今後の対策を検討**（炎症型・食事型・その他）
- 全員に伝達（透析室会議）…… MISの報告⇒患者の状況把握，カンファレンス内容の説明⇒中・高度栄養障害者の成因と対策案を確認
- 治療介入 …… 服薬検討・口腔ケア・透析条件の変更・栄養教育・社会資源の活用など
- モニタリング
- 再評価（NSTカンファレンス）…… 治療介入の効果を検討，再度介入計画

図13 MISを用いたNSTの流れ
MISを用いた栄養スクリーニング，栄養障害の原因検索と介入案の立案を行い，半年ごとに評価を繰り返す。

患者に戻すまで1ヵ月以内を鉄則にしている．あまり期間が空きすぎると，調査当時の食事や生活状況の記憶が薄れて介入しづらくなるし，なによりも質問票，身体測定など相応の負担を強いられている患者には，誠実な対応をするべきである．

D MIS と生命予後

われわれはMISシートを用いたNST活動を2005年から始めたが，当初栄養障害の分類を良好群（5点未満），軽度栄養障害群（10点未満），中等度・高度栄養障害群（11点以上）で行っていた．この分類では全患者のうち良好群60％，軽度栄養障害群36％，中等度・高度栄養障害群4％という頻度であり，これまで報告されている栄養障害の頻度とだいたい似たような頻度であった．2007年末の中等度・高度栄養障害患者16名に，さまざまな介入を行った結果1年後のMISは有意に低下したが，血液生化学的データの改善を見るには至らなかった（図14）．また各群の累積2年生存率はそれぞれ98％，91％，25％であり，中等度・高度栄養障害群が著しく予後不良であり，中等度・高度栄養障害群は介入を行っても生命予後を改善させるのはなかなか困難であった（図15）．一方軽度栄養障害群の中にも死亡例が出ており，旧分類ではこれらの症

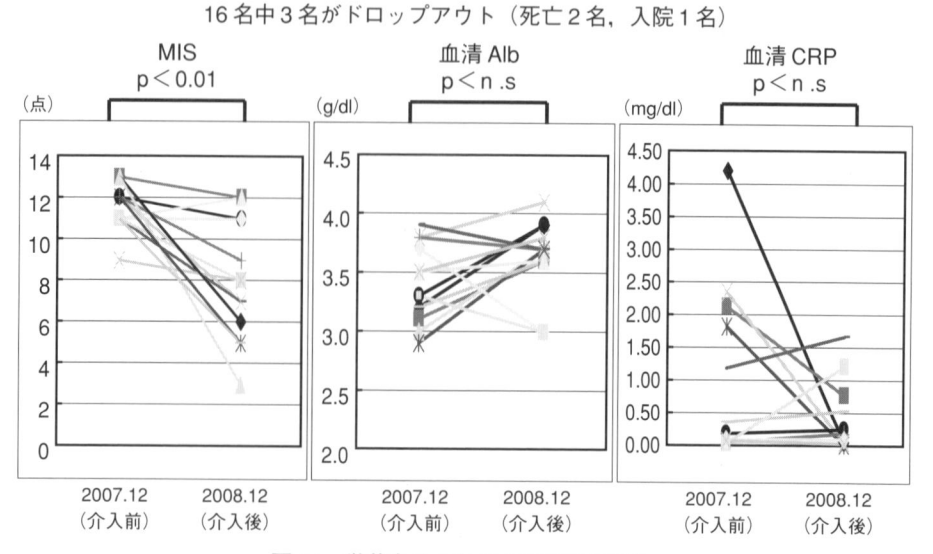

図14 栄養介入1年後の諸指標の変化
栄養介入後MISは有意に低下，血清アルブミンは上昇傾向であった．

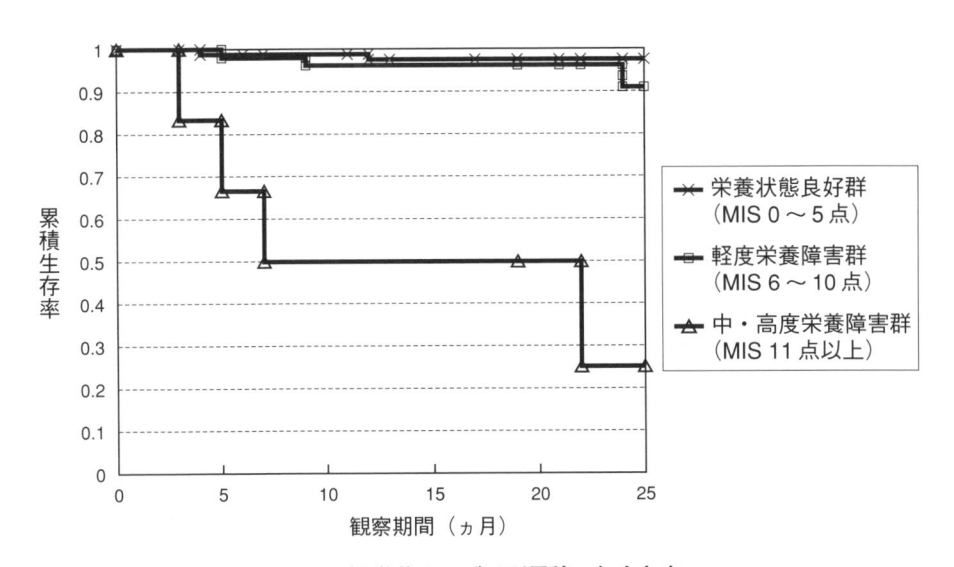

図15 旧栄養カテゴリ別累積2年生存率
中等度・高度栄養障害群の予後が著しく悪く，軽度の症例にも死亡例があった。

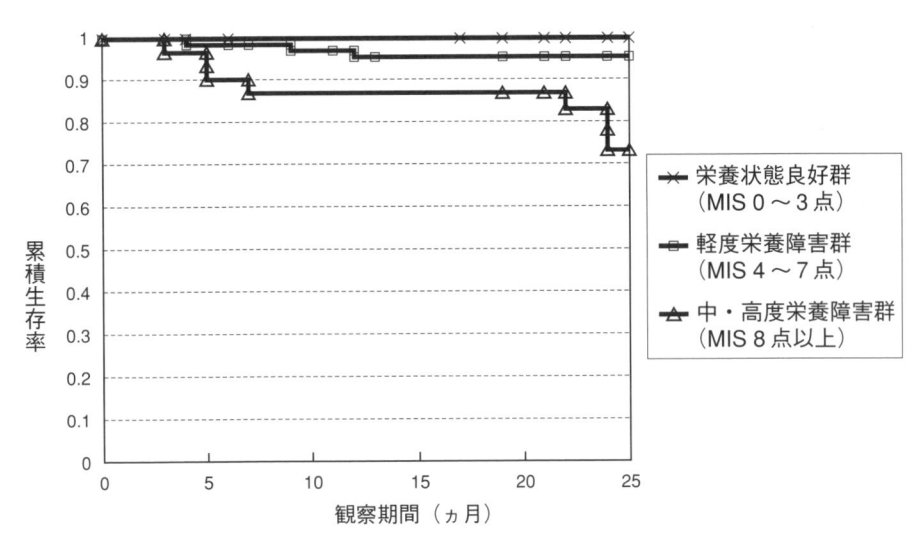

図16 新栄養カテゴリ別累積2年生存率
新栄養カテゴリでは死亡リスクが良好に分離され，効果的な栄養介入が期待できる。

例の中で栄養学的介入を行うべき症例を見落としていたのではないかと考えた。そこで新たな栄養指導の管理区分として良好群（4点未満），軽度栄養障害群（8点未満），中等度・高度栄養障害群（8点以上）を設定したところ，累積2年生存率はそれぞれ，100％，96％，73％と良好に分離された。新分類に

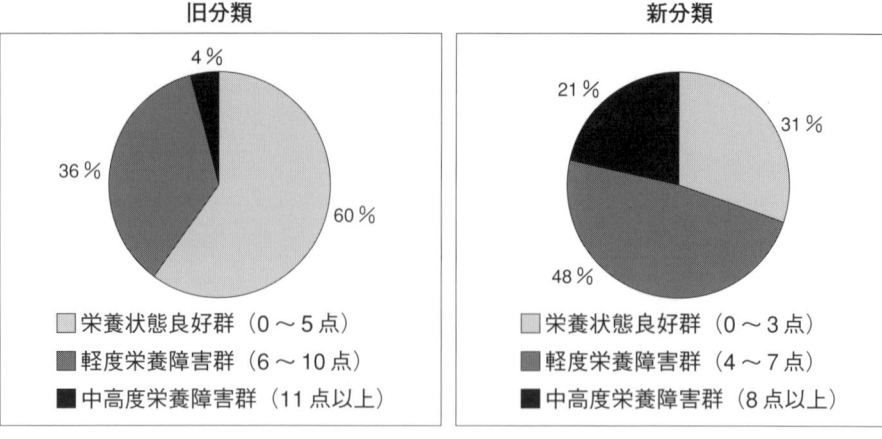

図17 新旧分類による栄養障害の頻度

よる各栄養障害の頻度は良好群31％，軽度栄養障害群48％、中等度・高度栄養障害群21％であり，約2割の患者を対象にNSTミーティングを年2回行っている。これまでの報告でも明らかなように透析患者の栄養障害は40〜60％に顕性・不顕性に存在しているのであり，目の前にある栄養障害の著しい患者だけをカンファランスで取り上げるだけでは事足りない。何も訴えず，静かに痩せて行く患者を見逃さないことが大切である。そのためには栄養障害のスクリーニング，結果の速やかな評価と介入計画の策定，患者へのフィードバック，そして定期的な再評価が重要である。巻末にMISシートを付したので，是非それぞれの施設で漏れのない継続的なNST活動につなげていただければ幸いである。

注1：

蛋白摂取量の推定による栄養障害の分類はnPCRを使用しているが，nPCRは蛋白摂取量を透析後体重で標準化している。しかし栄養指導は理想体重あたりの蛋白質摂取量で行っているため整合性がとれず，高度の痩せや肥満症例において栄養障害の分類に不合理を生じる可能性がある。そのため現在PCRで推定した蛋白摂取量を理想体重で標準化した指標を用いた方がよいのではないかと検討している。

文 献

1) Stenvinkel P, Heimuburger O, Paultre F, et al.: Strong association between malnutrition, inflammation, and atherosclerosis in chronic renal failure. Kidney Int 55: 1899-1911, 1999.
2) 秋葉隆編: Ⅹ.血液透析患者の1年生命予後に関する因子　R.％クレアチニン産生速度 "わが国の慢性透析療法の現況2001年12月31日現在". pp560（社）日本透析医学会　統計調査委員会, 2002　東京.
3) Pierratos A, Ouwendyk M, Francoeur R, et al.: Nocturnal hemodialysis. Three-year experience. J Am Soc Nephrol 9: 859-868, 1998.
4) Pauly RP, Gill JS, Rose CL, et al.: Survival among nocturnal home haemodialysis patients compared to kidney transplant recipients. Nephrol Dial Transplant 24: 2915-2919, 2009.
5) Kalantar-Zadeh K, Kopple JD, Block G, et al.: A malnutrition-inflammation score is correlated with morbidity and mortality in maintenance hemodialysis patients. Am J Kidney Dis 38: 1251-1263, 2001.
6) Bouillanne O, Morineau G, Dupont C, et al.: Geriatric Nutritional Risk Index: a new index for evaluating at-risk elderly medical patients. Am J Clin Nutr 82: 777-783, 2005.

6
愛Pod調査による患者愁訴のモニタリング

A　どのような症状に着目すべきか

　透析患者は透析治療を開始して2ヵ月ぐらいすると，尿毒素の低下，貧血の改善，細胞外液量の適正化などからみるみる元気になる。こんなことなら透析をいやがらないでもっと早く始めた方がよかったという患者もいるぐらいである。これは残存腎機能に透析による除去が加わったためであり，1～2年はこの状態が続く。しかし1～2年たつとかゆみや皮膚のくすみ，イライラ，不眠などさまざまな症状が出現してくる。残存腎機能が低下，尿量が減り血清 $\beta 2MG$ が急に上昇してくる頃である。透析導入時の糸球体濾過値（GFR）がだいたい7～8ml/分/1.73m^2 くらいであり，これに透析による 7ml/分/1.73m^2（週12時間の透析時間だけで概算）が加わると 15ml/分/1.73m^2 程度になる計算になるが，残存腎機能消失によりまた 7ml/分/1.73m^2 に戻るわけだから，透析開始時期とほぼ同じ状態であると考えてよい。前述したが Pierratos ら[1]の週6回8時間の治療では，透析時間だけの単純計算で 28ml/分/1.73m^2 となり，かれらはほぼ健常人として活動し，不定愁訴が全くないのである。つまり透析患者がさまざまな症状を訴えるのは透析不足が原因であり，それ以外の理由はほとんどないと考えてよいということだ。PTHとリンが高くかゆみを訴える患者に対して，食事制限を守らないからかゆいのだと，まず患者の自己責任の問題にしてしまっては信頼関係は始まらない。透析患者のすべての症状は透析不足からくるのだと，共通の認識をもつことからスタートしたい。

　2005年に立ちあげたばかりの愛Pod計画は，自分たちのレベル向上キャンペーン活動であり，具体的な行動計画のようなものを持ち合わせていたわけではなかった。川崎医大の小野淳一技士は，僕と同じように石崎允先生の教えに心酔し，石崎イズムをかみ砕いたような愛Pod計画も大変おもしろがってくれた。透析患者のQOLやよい透析とは何か，そしてどう評価したものだろうかと，会うたびに酒を酌み交わした。透析患者のQOLを評価する方法としてKDQOLやその短縮版SF36といった，多くの臨床研究に使用されている実績のある質問票がある。しかしこれらは短縮版のSF36でも質問数が多かったり，いかんせん洋物であるから多くの控えめな日本人には答えにくい質問が多かったり，透析治療に関連した質問が少なかったりなど，日本の透析患者のQOLを評価する方法として適切とは思えなかった。そんな話をいつ小野君としたのかは忘れてしまったのだが，「それなら作ってしまえ。」ということになった。

小野君と同じ川崎医大の熱血栄養士，市川和子先生の尽力で透析患者の自覚症状満足度調査（通称，愛Podシート）バージョン1が完成したのが2005年冬のことだ．この質問票には透析の穿刺痛から，血圧の変動，透析後の疲労感，かゆみ，イライラなどちょうど36項目の質問事項（やっぱり36問！）があり，それぞれが点数化されていた（表12）．バージョン1では，質問事項によって良否の点数が逆転したり，加点しづらい質問内容があったり，他の臨床所見との対比を行うには不十分な点がいくつかあった．そのため総合点を計算しやすいように，全質問項目を5段階評価にそろえ，愁訴が強いものを点数が多くなるように質問内容を調整，うつ傾向などの質問項目も含め，質問数を全部で20に絞ったバージョン3ができた（表13）．いたみ，かゆみなどの愁訴系の質問事項と，今の食生活や生活全般に対して満足しているかという満足系の質問事項に大別される．われわれが日常臨床でよく遭遇する透析患者の愁訴がほぼ網羅されており，総合点や満足系総合点は，その施設における透析治療に対する満足度調査としても利用できる．われわれの施設ではこの調査をMISとほぼ同時期に行い，隠れた患者愁訴を見逃さないように努めている．これもMIS調査と同様に，愛Podミーティングを行い，中等度3点以上の愁訴を持つ患者の一覧表を作成し，その愁訴の原因と介入計画を話し合う．そして6ヵ月後にまた同じ調査を行い，介入の効果があったかどうかを検証する（図18）．

　愛Podシートによる患者愁訴のスクリーニング（愛Pod調査）は，透析治療の目的やゴールではなく，透析という医療者の専門的技術向上と患者の自律心の獲得によってなされる理想的な治療形態への入り口である．前述のごとく透析患者にはかゆみ，イライラ，不眠をはじめとした多くの愁訴があり，その原因は現在週3回4時間の透析では透析不足であるために起こることがほとんどである．このことを医療者と患者の共通認識にして，協力したよりよい関係になるためのきっかけとなるのが愛Pod調査である．透析患者には，「透析なんてこんなもんだ．」と我慢して症状を言わない人も多い，ひょっとしたらそちらの患者の方が多いかもしれない．これまでにいろいろな透析施設をさすらい，「透析患者なんだから…」とあきらめさせられていた患者も多いのではないだろうか．愛Pod調査とは，透析治療のやり方でなんとかなる症状もあるのだと，だからもっと自分の治療に興味をもたなければならないのだと，あきらめて閉じられていた彼らの自律の扉をノックすることである．そして，患者の愁訴をとるために医療者側はできる限り努力します，そのかわり，患者も自分

の治療に興味を持って，自分でできるとこは自分でやりましょう，協力していいチームを作りましょうという共同声明のようなものだ。だから愛Pod調査を1回だけやって点数計算をして，学会発表を2〜3回やってそれで終わってしまっては意味がない。よい透析が行われているのか継続して患者と会話を続けてはじめて意味が生まれてくるのだ。

これまでわれわれの施設は，よい透析とは透析が辛くなく，活動性にあふれた毎日を保証する治療であると定義し，透析中の血圧が下がらないようにすること，透析後の疲労感がないこと，かゆみ，イライラを減らすよう透析条件を工夫してきた。そのためここで呈示するわれわれの施設の結果は日本全国の平均的な透析室の姿や，それぞれの施設が現在抱えている問題点と異なるかもしれない。巻末に愛Pod調査シートを付録にしたので，できれば皆さんの施設でも愛Pod調査をやって，われわれの施設の結果と比較してもらうのがよい。「ナルホドこの点をまねしてみよう。」「意外とたいしたことないな，うちの方がいいネッ。」「ホントかどうか，見に行ってみよう。」（大歓迎いたします）などいろいろ楽しんで，ご意見などお寄せいただけるとありがたい。

B 愛Pod調査に見る患者の愁訴

2010年4月のわれわれの法人3施設の外来透析患者340人の，愛Pod調査の結果から透析患者の中等度以上の3点以上の愁訴を見てみる。なんと言っても愁訴の一番は長期透析患者や高齢者を反映してか関節痛が26.8％，血圧低下23.5％，ゆううつ感24.7％であった。不眠は22.6％，かゆみは5.9％，という頻度であった。従来から指摘されている便秘も17.9％と高い頻度である（図19）。興味がないや抑うつ傾向の頻度も高く，これは高齢化・孤立化する透析患者の背景を反映しているように思える。透析患者の愁訴のなかで，うつ[2]と睡眠障害[3]は生命予後を悪化させる因子として報告されており，また，かゆみは睡眠障害と関連し，生命予後を悪化させる因子と認識されている[4]。KDQOLやSF36が透析患者のQOL評価によく用いられる根拠は，これらのスコアは透析患者の予後に反映されるからである。では愛Podシートによる調査結果が生命予後に反映されるのかどうか，透析患者のQOLを評価する指標として妥当であるのかどうかというのは当然問われなければならない。そこで2006年100人の外来透析患者を対象にして行われた，バージョン1の愛Podシ

表12　愛Podシートバージョン1の内容

1. 穿刺時の痛みはありませんか？
2. 透析中にしんどさを感じることはありませんか？
3. 透析中に頭痛や吐き気はありませんか？
4. 透析中に関節痛（手首，肩，膝，腰などの痛み）はありませんか？
5. 透析中に腹痛はありませんか？
6. 透析中に足のつり（こむらがえり）はありませんか？
7. 透析中に，穿刺部位やシャント側の肩に痛みを感じることはありませんか？
8. 透析時間はいかがですか？
9. 総合的にみて，安定した透析が受けられていますか？
10. 透析終了後にすぐにベッドから起き上がることができますか？
11. 透析日の翌朝に頭痛はありませんか？
12. 透析日の翌朝にしんどさや体のだるさを感じませんか？
13. 食事はおいしく食べられますか？
14. 食事は主に誰がつくりますか？
15. 喉は渇きますか？
16. 水分コントロールはいかがですか？
17. 塩分のコントロールはいかがですか？
18. カリウムのコントロールはいかがですか？
19. リンのコントロールはいかがですか？
20. 排尿の頻度について教えてください
21. 1日あたりの尿量を教えてください
22. 利尿薬は服用されていますか？
23. 便の性状はいかがですか？
24. 排便の頻度はいかがですか？
25. 下剤を服用されていますか？
26. 関節痛（手首，肩，膝，腰などの痛み）はありませんか？
27. かゆみはありませんか？
28. イライラ感を感じることはありませんか？
29. 動いた時にしんどさや胸の痛み，動悸を感じることがありませんか？
30. 歩いたら，足が痛くなることがありませんか？
31. 仕事や家事は行えていますか？
32. 夜はぐっすり眠れますか？
33. お薬はしっかり飲めていますか？
34. 日常生活（食事，入浴，排せつなど）を送るうえで介助は必要ですか？
35. 今のご気分はいかがですか？
36. 総合的にみて，あなたは今の透析ライフに満足していますか？

表13 愛Podシートバージョン3の内容

1. 関節痛（手首，肩，膝，腰などの痛み）はありますか？
2. かゆみはありますか？
3. イライラを感じることはありますか？
4. だるさを感じますか？
5. 動悸や息切れがありますか？
6. 便秘でお悩みですか？
7. ふとんに入ってすぐに寝つけますか？
8. 朝までぐっすり眠れますか？
9. 透析中にだるさを感じることはありますか？
10. 透析中，透析前後で頭痛はありますか？
11. 透析中に血圧が下がりますか？
12. 透析中に足のつり（こむらがえり）はありますか？
13. 穿刺痛はありますか？
14. 食欲はありますか？
15. 食事はおいしいですか？
16. のどは渇きますか？
17. 食事制限はつらいですか？
18. 最近，ゆううつな気分または沈んだ気持ちになりますか？
19. 最近，何事も興味がわかない，いつも楽しめていたことが楽しめないことがありますか？
20. 今の自分の生活に満足していますか？

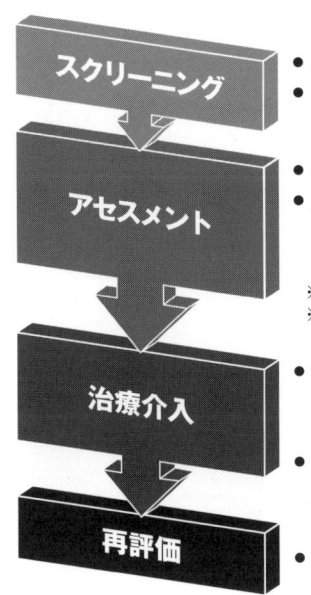

スクリーニング
- 血液透析患者に調査用紙を配布（年2回）
- 自己記入形式
  ➢ 家族またはスタッフによる聞き取りも可

アセスメント
- 各項目0～4点の5段階評価
- 点数が低いほど愁訴が少ない
  ➢ 合計点最高点　0点×19問＝0点
  ➢ 合計点最低点　4点×19問＝76点
  ※問18・問19は，ならない（ない）＝0点　なる（ある）＝4点とする
  ※問20は合計点に含まない

治療介入
- 介入対象患者
  ➢ 3点以上の症状を有する患者（かゆみは2点以上）
  ➢ 合計30点以上の患者
- 全患者へ対策やコメントを記入した調査結果をフィードバックする

再評価
- 前回の調査結果と比較し，介入効果を評価する

図18　愛Pod調査のながれ

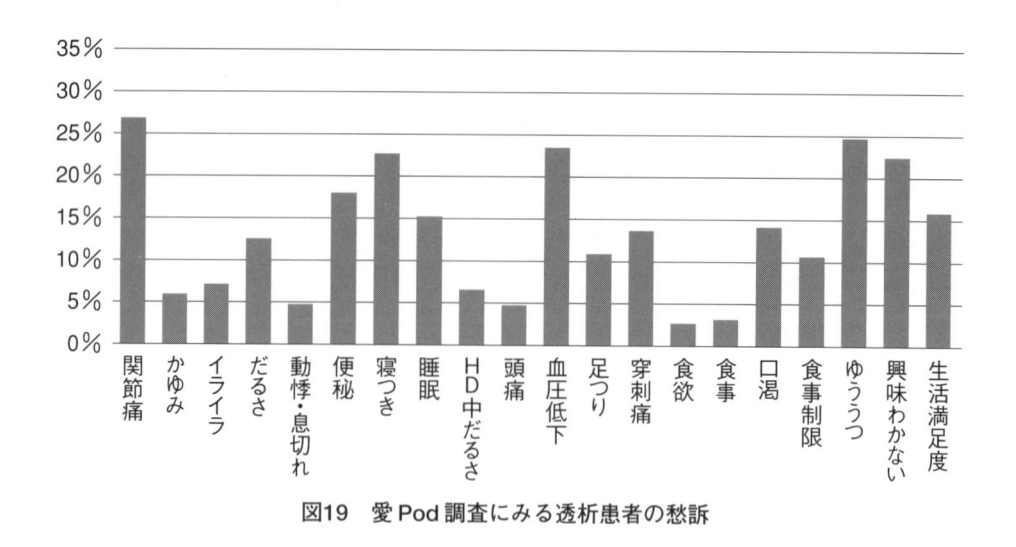

図19 愛Pod調査にみる透析患者の愁訴

表14 愛Podと死亡リスク

	死亡リスク	P値
年齢	1.132	P＜0.01
性別	2.914	n.s.
DM	0.457	n.s.
透析歴	0.921	n.s.
愛Pod合計	1.108	n.s.
・愁訴系合計	2.271	P＜0.05
・満足系合計	1.837	n.s.

ート調査結果と3年の生命予後解析を行ってみた．症例全体の3年生存率は93％であり，年齢や原疾患などの患者属性と愛Podスコアを因子として回帰分析を行うと，年齢と愁訴系合計スコアが有意な死亡のリスク因子であった（**表14，図20**）．つまり痛い，かゆい，眠れないなどの愁訴がつよい患者は元気に長生きというわけにはいかないと言うことである．さらにそれぞれの愁訴で有意な指標は何かと解析してみると，透析後すぐに起き上がれるかどうかと，動悸・胸痛の程度が単独で死亡のリスク因子であった（**表15**）．動悸・胸痛の程度は背景にある虚血性心疾患やうっ血性心不全などの心疾患の存在を示唆しており，死亡リスクとして理論的に矛盾はない．透析後すぐに起き上がれるかどうかという質問は，言い換えると「透析が辛くないかどうか」と聞いている

図20 愁訴系合計点と死亡リスク

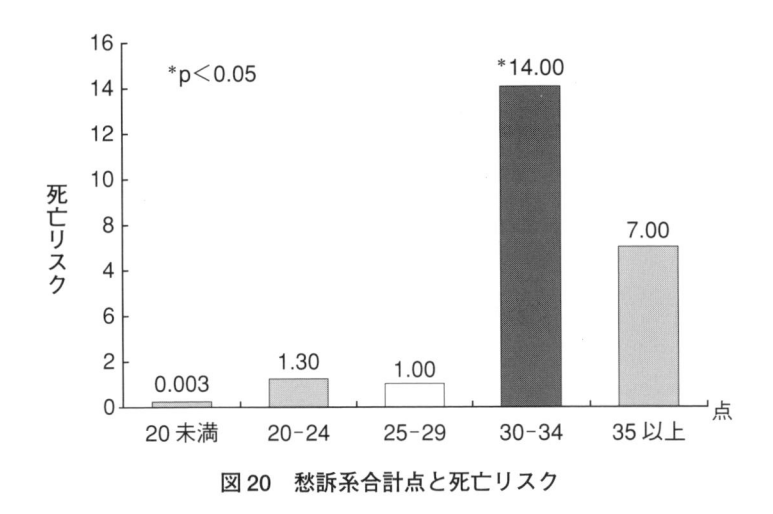

表15 各愁訴の死亡リスク

項目	死亡リスク	P値
穿刺痛	1.292	n.s.
しんどさ	1.653	n.s.
頭痛	1.277	n.s.
透析中関節痛	1.124	n.s.
腹痛	2.222	n.s.
足つり	0.586	n.s.
穿刺部位痛	1.181	n.s.
HDの安定	2.231	n.s.
起き上がり	7.003	P<0.05
翌日頭痛	2.726	n.s.
翌日しんどさ	1.626	n.s.
生活時関節痛	0.952	n.s.
かゆみ	2.122	n.s.

項目	死亡リスク	P値
イライラ	4.083	n.s.
動悸・胸痛	3.640	P<0.05
下肢痛	0.634	n.s.
食事	1.724	n.s.
口渇	1.594	n.s.
水分制限	0.863	n.s.
塩分制限	0.431	n.s.
カリウム制限	0.901	n.s.
リン制限	0.689	n.s.
仕事	1.813	n.s.
睡眠	1.087	n.s.
気分	1.890	n.s.
生活総合	2.216	n.s.

ことに等しい。ではどのようになると透析が辛くなるのかというと，透析中の血圧の低下や急激な除去による疲労感などが思い浮かぶ。これまでわれわれはよい透析とは透析が辛くなく，毎日が快活，痩せてこない透析だと定義し，そのような透析は元気な長生きを保証すると仮定してきた。愛Podスコアによる死亡リスクの解析は，まさにこの辛くない安楽な透析が，元気で長生きできるよい透析であるということを証明したのである。第2章においてKt/Vや血清

β2MGなど，これまでに適正透析の指標とされてきた所見では，目の前で行われている透析の良否を判断することは困難であることを指摘した．透析治療に携わるすべての人（それは患者も含めて）がもっとも知りたいことは，目の前で行われている（自分の受けている）透析がよい治療なのか，そうでないのかということである．答えは意外な，けれど当たり前のところにあった．答えは患者が知っていたのだ．

　　　患者は嘘は言わない．　　　石崎　允
　　　Listen to the patient. He is telling you the diagnosis.　　William Osler

透析医療は腎不全患者の生命を救ったが，透析患者のQOLは末期がんに等しいと評される．愛Podシートで浮かび上がってくることは，透析患者は依然として多くの愁訴を抱えており，それに加え高齢化や独居による孤立や意欲低下など透析医療はあらたな問題を抱える時代に入ったということである．高齢透析患者をとりまく社会経済や福祉の充実ももちろん必要であるが，なぜ透析を続けるのかというより根源的な問題に答えを出していかなければならないと感じている．われわれは患者をあきらめさせていないか，患者を元気にしているか自問し続けなくてはいけない．愛Podはその問に答えをだそうとする一つの試みであるが，あくまでもその入り口であり，愛Pod調査ですべての患者のすべての問題をとらえているわけではない．とはいえ透析のやり方で改善できる愁訴があるのも事実，そして愁訴を一つ一つ解決していくことが患者の元気な長生きにつながることも事実．以下の章で頻度の多い愁訴をいかに解決していくかという具体的な実践法を解説する．

文　献

1) Pierratos A, Ouwendyk M, Francoeur R, et al.：Nocturnal hemodialysis. Three-year experience. J Am Soc Nephrol 9：859-868, 1998.
2) Lopes AA, Albert JM, Young EW, et al.：Screening for depression in hemodialysis patients：Associations with diagnosis, treatment, and outcomes in the DOPPS. Kidney Int 66：2047-2053, 2004.
3) Elder SJ, Pisoni RL, Akizawa T, et al.：Sleep quality predicts quality of life and mortality risk in

haemodialysis patients : results from the Dialysis Outcomes and Practice Patterns Study (DOPPS). Nephrol Dial Transplant 23 : 998-1004, 2008.
4) Pisoni R, Wirkstoem B, Akizawa T, et al. : Pruiritus in haemodialysis patients : international results from the Dialysis Outcomes and Practice Patterns Study (DOPPS). Nephrol Dial Transplant 21 : 3495-3505, 2006.
5) Stenvinkel P, Heimuburger O, Paultre F, et al. : Strong association between malnutrition, inflammation, and atherosclerosis in chronic renal failure. Kidney Int 55 : 1899-1911, 1999.

7

透析低血圧対策

A 透析低血圧はなぜ悪い

　透析低血圧は日常もっともよく見られる合併症の一つであり，愛Pod調査でも関節痛についで第2位の愁訴である。関節痛が加齢による非特異的な変形性関節症による痛みなども含んでいるから，透析に特有な愁訴の第1位は透析低血圧であるといえるだろう。そして「好奇心旺盛な老人と秋田の竿灯の差はなんだろう。」（プロローグ参照）という問いが，僕を透析医療の王道に向かわせた直接のきっかけでもある。透析低血圧が頻回に起こると，透析がやりづらく，ドライウエイトに達しなくなるから透析困難症とも表現される。日本透析医学会の報告でも約2割の患者が透析低血圧を経験し，生理食塩液の急速静注や除水設定の変更が日常的に行われている[1]。透析中の血圧低下は，ショックや嘔吐，下肢や全身の筋肉けいれんを伴う場合もあり，患者にとって極めて不快である。不幸にして初回の透析時にショックになどなると，透析治療はおそろしい治療だとトラウマになり，いつまた起こるかと透析嫌いをつくってしまう。透析低血圧の原因には急激な除水（増えすぎ），ドライウエイトが不適切に設定されている（ドライウエイトがきつい），心機能低下，プラスマリフィリングの低下，透析液汚染，ダイアライザの生体適合性不良，透析液に含まれる酢酸などさまざまな原因がある（**表16**）。前章でも述べたように，透析後すぐに起きられるかどうか，透析が安楽であるかどうかは患者の生命予後を占う重要な因子であり，透析低血圧を起こさない透析の工夫が必要である[2]。われわれの施設では愛Pod計画のもと，透析低血圧を徹底的にさけるような透析条件やドライウエイトの設定を行っており，処置を要する透析低血圧の頻度は5％未満であり，透析医学会のものよりも頻度は低いのであるが，それでもやはり3割の患者は透析中に血圧が下がることを恐れているのである。**表16**に透析低血圧とその対策をまとめたが，以下にそれぞれについて解説を加える。

B 透析液の清浄化・透析膜選択の重要性

　1996年に矢吹病院で透析液を清浄化したあと，$\beta 2MG$の低下，ヘマトクリット，アルブミンの上昇が認められただけでなく，透析中の血圧が安定しシャント閉塞事故が減少，患者は色が白くなりだんだん元気になってきたと述べた。当時の矢吹病院透析室では透析低血圧の予防のため，エホチール®を47％の

表16 透析低血圧の原因と対策チェックリスト

原因	検査・対策など
□ 急激な除水計画	減塩指導で体重増加を押さえる 透析時間延長，在宅透析
□ DW があっていない	心臓超音波検査，hANP で適切な DW を設定
□ 心疾患（狭心症など）がある	負荷心電図，心臓カテーテルなどで精査
□ 流量過多内シャント	心機能との兼ね合い，疑ったらシャント閉鎖する
□ 透析液汚染	透析液の細菌学的検査，透析液清浄化
□ ダイアライザ生体適合性不良	EVAL，PMMA などに変更
□ 酢酸不耐症，予測不能な低血圧発作	酢酸フリー透析に変更
□ 降圧薬とのミスマッチ	長時間作用型の薬剤を使い，短時間作用薬の オン-オフをしない
その他のチェック項目	
□ HDF は可能ですか	前希釈 HDF を行う
□ 昇圧薬を使用していませんか	昇圧薬は使わず，他の方法でやることを前提にする
□ 透析液の Na 濃度はいくつですか	高すぎると口渇，体重増加で逆効果
□ 患者を励ましていますか	自信がないと具合もわるくなる
□ 水を飲んではいけないと言っていませんか	塩分制限なのだという意識の徹底
□ 腹膜透析への変更は可能ですか	腹膜透析は血行動態が安定する
□ DW は患者の自主性を尊重しましょう	理想は患者自身が決めること

　患者に，リズミック®もたくさんの患者に使用していた。透析液を清浄化後6ヵ月間は透析条件の変更を行わなかったが，その後1年間の経過でダイアライザを大幅に変更した。それまでは修正セルロース膜を多く使用していたが，透析中に血圧が安定しやすく患者が好むPMMA膜に変更した（図21）。さらに血流が安定しない内シャントの手術修復を行った。約1年の経過で47％いたエホチール®使用者はゼロになった（図22）。透析患者の顔色がくすんだ汚い色から，白っぽくなり体重が増えていることに気がついたのもこの頃だ。当時「どうやって昇圧薬を減らすのか」というテーマは，非常におもしろがられてあちこちで話をした。話の中では2年の経過で一切の昇圧薬の使用がなくなったと話していたのだが，実は一人だけリズミック®をやめないおばあさんがいた。血圧が下がるのが心配で「絶対やめない」という彼女の説得に2年間を要した。だから正式に昇圧薬がゼロになるのには足かけ3年かかったことになる。
　日本透析医学会の統計調査報告をみると，わが国の透析液水質は世界に冠たるレベルであり，透析低血圧の原因に占める透析液汚染の位置は現在ではそんなに高くないかもしれない。しかしまだ一部の施設において，透析液の清浄度が不十分な施設も存在している。透析患者が最もいやがる透析低血圧をなんと

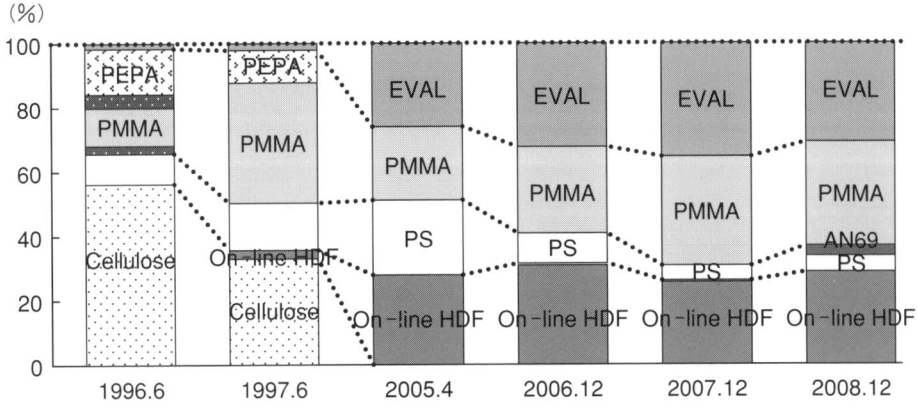

図21 透析膜, 治療モードの変遷（再掲）
透析液清浄化のあと, セルロース膜中心の治療から, 透析中の血圧が安定しやすいPMMA, オンラインHDF, EVAL膜の使用頻度が増加した。オンラインHDFはPS膜, PEPA膜, PES膜で行う。

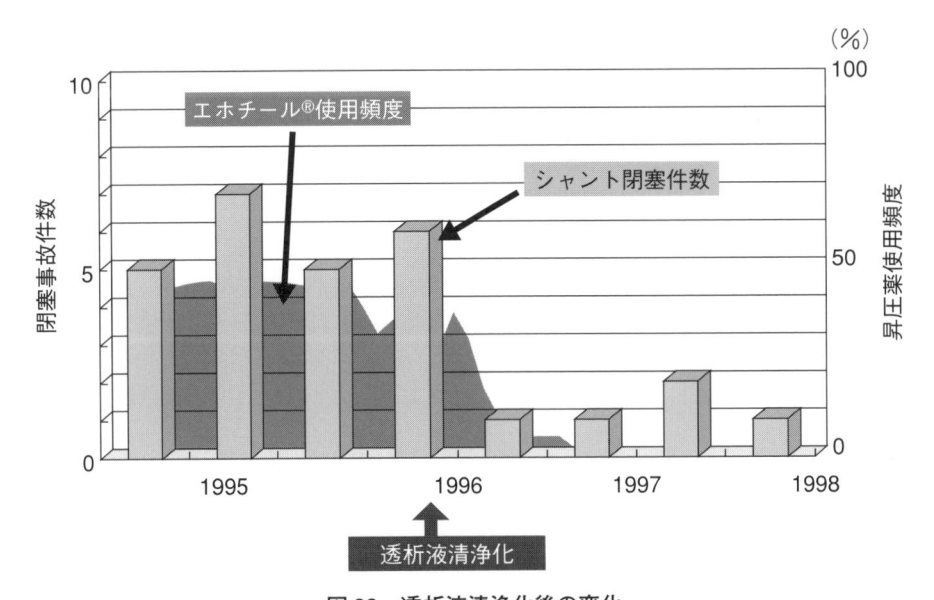

図22 透析液清浄化後の変化
透析液清浄化後昇圧薬の使用頻度は低下し, 1年後には使用しなくなった。これに即応するような形でシャント閉塞事故が減少した。

か改善しようと考えたとき, 透析液の清浄化はそのスタートであることを理解しておきたい。清浄化透析液を使用しても透析中に血圧が低下する場合, 血行動態が安定しやすく, 患者が楽だというPMMA, EVAL膜, AN69, 前希釈HDF治療に変更してみるとよい。なにも確証があってやるわけではない, 改善したらラッキーだというノリでよい, 透析膜の選択で患者の血圧変動が変わるのだという経験を繰り返すうちにだんだん感触がつかめてくる。透析液の清浄化か

らはじまった透析低血圧撲滅運動は，僕自身と矢吹病院にとってその後の大きなモチベーションとなった。透析はやりかた次第で患者の調子を大きく左右するという実感を皆がもつことが，その後愛Pod計画を進めていく礎になった。

C 心機能とシャント

　透析低血圧の原因として非常に重要だが見逃されがちなものに内シャントの問題がある。自己血管内シャントや人工血管内シャントは，動脈から静脈へ相当量の動脈血がシャントするために心臓に容量負荷がかかる。そのため心拍出量が増え高血圧や心拡大をきたすが，この負担が大きくなると透析前は血圧が高いが透析中にストンと血圧が下がるようになる。この状況が放置されると慢性的な容量過負荷から代償不全をおこし，うっ血性心不全となる。心臓に負担になるシャント流量は一般的に心拍出量の20％以上と言われているが，透析困難症の原因になるかどうかは，あくまでもその患者の心機能との兼ね合いで決まる。内シャントの設置に耐えうる心機能であるかどうか，シャント手術前に確実にわかるとよいのだが，これが実はなかなかむずかしい。われわれの施設では，内シャント設置の基準を心臓超音波で左室駆出率（LVEF）40％以上をながらく目安にしていた。しかしLVEFが40％以上でも透析困難になる場合もあり，逆に40％未満でもなんともない場合もあり予測困難であった。またシャント自体も，明らかに血流が多い肘部内シャントや人工血管ではなく一見おとなしい手首のシャントでも，心機能が悪い患者には透析困難症を引き起こす。つまるところシャントは作ってみなければわからないのだ。大事なポイントは透析低血圧の患者に接した場合，シャントに問題があるのではないかと疑ってみることだ。シャント以外の原因を消去しても透析低血圧が改善しないのであれば，やはりシャントを結紮してみるのが手っ取り早くて確実である。

　72歳のBさんは透析歴10年であるが，全身の動脈硬化が非常に進行しており，心筋梗塞と閉塞性動脈硬化症を合併，両側の大腿膝窩バイパス手術を受けていた（図23）。1998年夏頃から頻繁にうっ血性心不全を繰り返し，ドライウエイトをしぼっても心胸比は改善せず心不全をくりかえした。ドライウエイトをしぼると透析中に血圧が低下するようになり，透析開始時の血圧は180mmHgぐらいあり，120mmHgまで低下すると狭心痛を生じた。どうしたものかと手詰まりになった時，はたと「シャントでもしばってみるか。」と思

図23　透析困難症のBさん

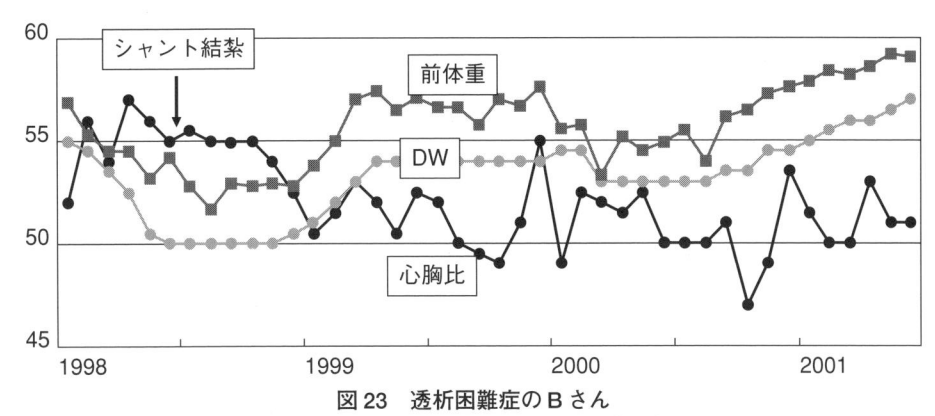

重症の心筋梗塞と閉塞性動脈硬化症を合併していた。心不全を繰り返し，ドライウエイト（DW）を下げても改善しなかったが，内シャントを結紮した直後から心不全は軽快，DWは5kg増えた。

い立った。彼のシャントは左手前腕にあり，隆々とした過大流量シャントを疑わせるものではなく，どちらかと言えばおとなしい部類のシャントだった。しかし動脈表在化・シャント結紮後の経過はめざましく，透析低血圧は消失，心胸比は55％程度から50％に低下し狭心痛もうっ血性心不全も起こらなくなった。状態が改善したため食欲がましドライウエイトは50kgからその後3年で57kgまでに増えた。残念ながらBさんは2008年に没したが，もしシャントを結紮しなければ，おそらくはその7～8年前に人生を終えていたのではなかろうか。この症例を通して内シャントが透析困難や治療抵抗性のうっ血性心不全の原因になっているかどうかは，シャントの見てくれや流量そのもので決まるのではなく，あくまでもその患者の心機能との兼ね合いで決まるのだということを学んだ。そしてシャントがあやしいと思ったら躊躇せず結紮してみるのがよい，結紮してみて初めてわかることがある。

D 適切なドライウエイトの設定

　一般的にドライウエイトは再現性をもって血圧がストンと下がるポイントの一歩手前と言われ，毎回厳格な管理を行っている施設も多い。われわれはドライウエイトとは透析中に血圧低下による不快な症状が起こらず，透析後に疲労感がなく，すぐに帰路につける透析後体重と考えている。適切なドライウエイトかどうかの判断に迷ったときは，心臓超音波で左房系，下大静脈系を測定し，ヒト心房性Na利尿ホルモンの値を参考に判断している。このようなコンセプ

トで昇圧薬は静注も，経口薬も全く使用していないが，透析低血圧の頻度は全国統計よりも低い。しかし最近われわれの施設のドライウエイトは若干甘いのではないかと感じている。なぜならわれわれの施設では降圧薬の服用頻度が約80％と高く，Pierratos らの長時間頻回透析における数％より遥かに高く，全国平均約65％に比較しても高いからである。ちなみに透析前の血圧は平均146/78であり，全国平均より低く透析中の血圧低下の割合も低い。後述するがわれわれの施設の患者累積生存率は，年齢や糖尿病患者の割合を考慮しても全国平均より良好であり，少なくともわれわれの施設のドライウエイト設定のコンセプトは，さほどまちがっていないのかもしれない。しかしながら，やはり細胞外液が多いのは左室肥大などのリスクになるし，降圧薬の処方はできるだけ少ないほうがよいにこしたことはない。日本全国の透析施設を見学してみると，透析中の血圧低下の頻度，降圧薬の処方量は，施設差，地域差が著しくて大変興味深い。それが一般人口も含めた地域の問題なのか，施設の診療ポリシーの問題なのかわからない。だからわれわれの施設のドライウエイト設定の方法が最善であるとは思っていない。透析低血圧を起こさず，透析後辛くないのであればドライウエイトはできるだけ低くした方がよいと考えている。

　ドライウエイトの考え方についてもう一点われわれの施設には特徴がある。一般的に体重は健常者であっても，その日の体調によって1～2kgは上下する。だから透析患者だけが毎回同じ体重で終わらなければならない，ということはむしろ不自然である。毎回同じ体重に固執すると，体調の悪いときや便秘時などショックを起こすし，いつの間にかむくんで血圧が高いままだったりということが起こる。極端な話，体重は患者の体調に応じて毎日変化するのが自然なのだが，その体調の変化を毎回もれなく医療者がすくい上げ，適切なドライウエイトを設定するのは無理である。われわれの施設ではドライウエイトとは透析後辛くなく，すぐ起き上がって帰宅できる透析後体重だから，これは患者が決められる。患者が「今日はこれぐらいだな。」と自分で決めるのが本来のドライウエイトのあるべき姿ではないかと考えている。

　　看護師　「先生，この患者のドライウエイト何キロにしたらいいですかね。」
　　医師　　「そんなこと患者が一番知ってるから，相談して決めなさい。」
　　患者　　「先生，私の体重何キロにしたらいいですか。」
　　医師　　「自分が一番わかるでしょう。自分で決めなさい。」
　嶋クリニックでの日常会話である。

E 低血圧対策としてのオンラインHDF

　1990年代後半から，九州を中心にオンラインHDFによる大量液置換HDFが行われるようになり，アミロイド骨関節痛の軽減，エリスロポエチン不応性貧血の改善，透析困難症の改善などが報告された。HDFがなぜ透析中の血圧を安定させるかについては，いろいろな機序が想定されている。前希釈の方が後希釈よりも血圧の安定効果が優れていることを考えると，大量の置換液による血液の冷却による交感神経機能の賦活，小分子クリアランス低下によるマイルドな除去などがその機序の一部ではないかと考えている。75歳のTさんは重症大動脈弁狭窄症を合併しており，何度か手術を勧めていたのだがいつもかわされた。「もう齢なんだからいいですよ，先生。それよりギターの話をしましょう。」2kg程度除水すると血圧がガタッと下がって狭心痛が出現するので，除水は残り残りになり51kgのドライウエイトがしまいには56kgになり，仕方なく臨時除水（ECUM）を併用するようになった。この時点でオンライン前希釈HDFをトライしてみることにした。今考えるとタイミング的にはちょっと遅い感じがするが，当時オンラインHDFは比較的若い人を対象に行っており，高齢のハイリスク患者にはあまり行っていなかった。しかしオンラインHDFに変更すると透析中の血圧低下がなくなり，計画通りの除水ができるようになり，2週間でドライウエイトに到達した（図24）。Tさんは透析が楽になったと大変喜んでくれた。残念ながら，閉塞性動脈硬化症の治療で他院に転院中，大動脈弁狭窄症による突然死を起こしてしまった。Tさんは，ハイリスクな患者を優しく治療できるのがオンライン前希釈HDFだと教えてくれた。

　「リベルタンゴを奏るすごいギタリスト見つけましたよ。」と報告すると，

　「ピエソラはチェロだよ。」あっさりかわしたTさんの顔を思い出す。

　回診の時にギターの話をする楽しみがなくなって久しい。

F 透析液酢酸の悪影響

　われわれが日常使用している透析液はアルカリ緩衝剤として重炭酸イオンを含んだいわゆる重曹透析液であるが，炭酸カルシウムの析出を防ぎ電解質の組成を安定させるpH調節剤として酢酸が加えられている。日本では酢酸Na，欧米では氷酢酸が用いられるため日本の重曹透析液の酢酸イオン濃度は8～

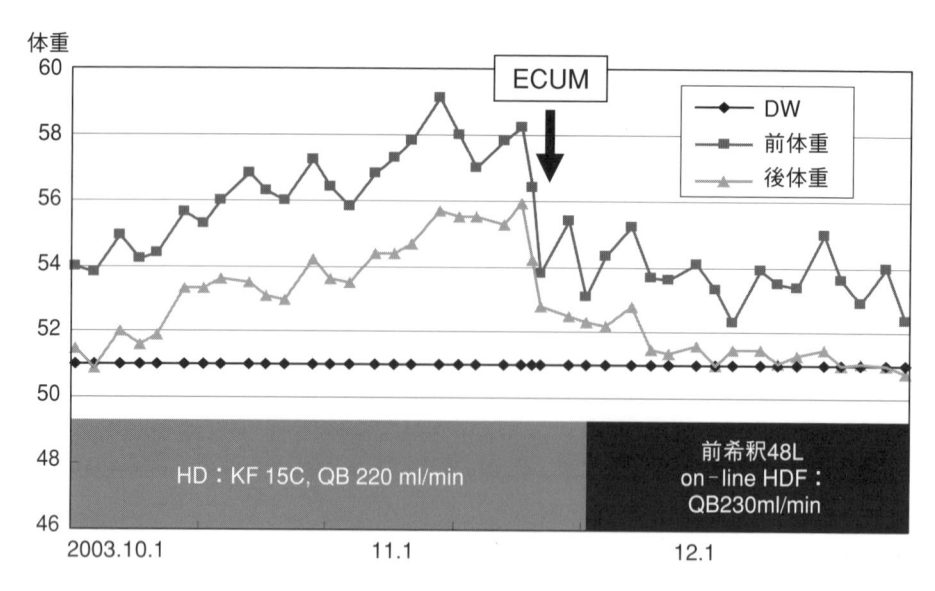

図24 透析困難症のTさん
重症の大動脈弁狭窄症を合併しており，透析低血圧，狭心痛で徐々にDWまで引けなくなり，ついにECUMが必要になった。一計を案じ前希釈HDFにしたとたん透析中の血行動態が安定し，DWに達するようになった。

10mEq/L程度で欧米の2倍程度ある。酢酸は血管拡張作用，心機能抑制作用があり透析低血圧を惹起し，頭痛や悪心，気分不良といった透析特有の症状の原因とも考えられている。また酢酸は単球を刺激して生体に炎症反応を惹起し，透析治療の生体適合性を悪くする因子の一つとしても認識されている。患者によってはこの酢酸への耐性が著しく低く，透析開始後に血圧低下，気分不良などの症状が強く表れ治療の継続が困難になる状態があり，これを酢酸不耐症と言う。もともと酢酸不耐症は酢酸濃度が35mEq/L程度の酢酸透析液で治療が行われていた頃に認識され，そのために重曹透析液が開発されてきたわけであるが，現在の透析液でも酢酸不耐症と思われる状況は決して稀ではない。酢酸を全く含まない治療としてHDFの変法であるアセテートフリーバイオフィルトレーションがあったが，近年アセテートを全く含まない透析液が市販された。酢酸フリー透析液を使ってみて驚いたのは，いかに酢酸不耐症と思われる症状が多いかと言うことだった。65歳のGさんは嚢胞腎による慢性腎不全で維持透析中であった（図25）。肝嚢胞も徐々に大きくなり肝不全に進展してしまっている患者であった。除水量の多寡によらず予測不能な血圧低下を起こすので，ダイアライザを変更したり，オンラインHDFを行ったりしたのだがどれもは

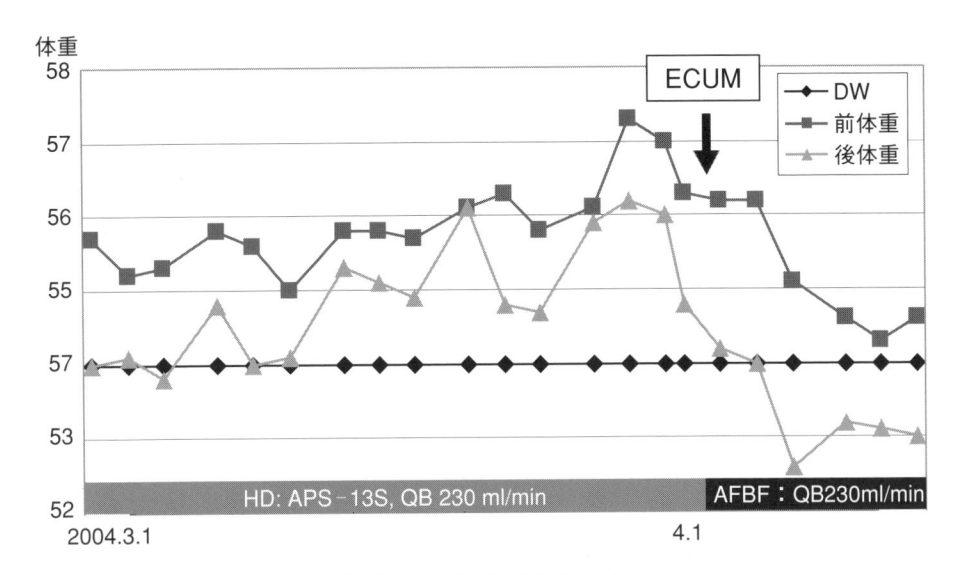

図25 透析困難症のGさん
Gさんは肝不全があり一計を案じアセテートフリーバイオフィルトレーション（AFBF）に変更したところ見事に透析困難症は消失した。

　かばかしくなく，患者もこちらも難儀していた。はたと「酢酸が悪いかな？いやそうに違いない！」と思いついた。酢酸は肝臓で代謝されて同モルの重炭酸イオンに代謝されるのだから，肝機能が落ちてきたら酢酸の血中濃度が上がるのは必至だ。往々にして「思いつきイコール確信」となるのが，自分の良いところでもあり欠点でもあるのだが，これは幸い当たった。ドライウエイトまで2kg離れECUMを行っていたが，バイオフィルトレーションに変更した瞬間から透析中の血圧は安定し，設定した除水が可能となり最終的にはドライウエイトの1kg下で安定した。

　71歳の糖尿病腎症のCさんは重症の狭心症があり冠動脈にはステントが留置されている（図26）。透析中の予測できない血圧の低下があり，その都度ショックとなり透析に通院するのが苦痛であった。新発売された酢酸フリー透析液（カーボスター®）を使用したところ，透析中の血圧がぴたっと安定，患者もスタッフも大喜びした。われわれの法人ではクリニックは維持透析を行うのみであり，アクセス不全などは本院で治療する体制をとっている。Cさんは内シャント狭窄を繰り返し，PTAやグラフト置換，長期カテーテル挿入など本院で何回も治療を行った。当時の本院では酢酸フリー透析液を使用できず従来の透析液を使用せざるを得なかったのだが，酢酸フリーになじんだ体に従来の透析液は辛いらしく，百発百中低血圧発作を起こした。なんとかスケジュールを

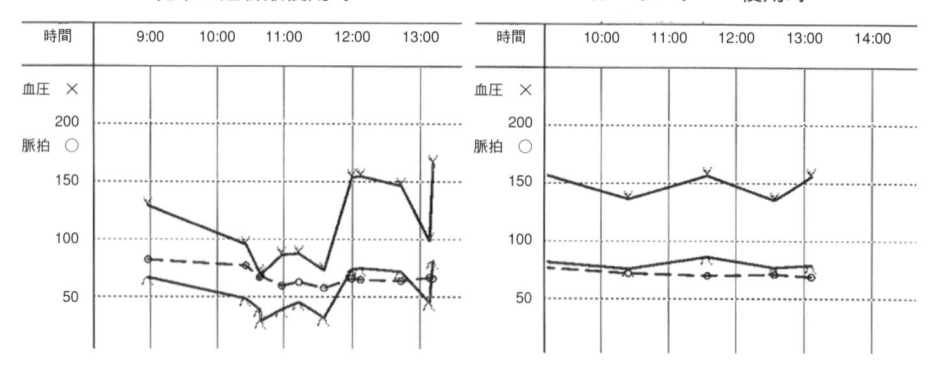

図26 透析困難症のCさん

重症の狭心症があり，従来の透析液では透析中の予測できない血圧低下が頻発した（図左）。しかしカーボスター®に変更したとたんに透析中の血圧は見事に安定した。

やりくりし，クリニックで酢酸フリー透析液を使用する方法で乗り切ったが，現在は本院でも酢酸フリーが可能となり一件落着した。GさんやCさんほどドラマチックではないにしても，酢酸フリーを経験した多くの患者は，血圧が安定し透析後楽だと口をそろえる。筋痙攣が無くなったという患者もいる。もちろん従来透析液の方がよかったという患者もいないわけではないが，その割合は少ない。ドラマチックな透析低血圧を呈してはいなくても，酢酸はいろいろな愁訴の原因となっている可能性があるかもしれない。潜在性の酢酸不耐症患者は実は意外に多いのかもしれない。

G 初回透析時の注意

　導入初回の透析において透析低血圧を起こさないことは，透析治療への無用な恐怖感を抱かせないために非常に重要であることは前に述べた。初回透析では高カリウム血症や肺水腫など生命に危険な緊急事態がない限り，できるだけ除去効率を押さえ，低血圧，けいれん，頭痛など急激な体液異常の補正に起因する合併症を徹底的に回避するのが基本である。患者に透析に対する恐怖心を抱かせないのが最大の目的であり，極端に言えば空回しでもいいぐらいだ。なにごとも起こらず無事に初回透析がおわったら「すごいネッ，たいしたもんだ。」と褒めちぎるのがいい。患者が自信を持つことが尊い。以前透析医学会で高度の尿毒症患者，たしかCrが50mg/dLくらいだったと記憶しているが，導入直

後の合併症で救命できなかったとの報告があった。僕の隣で発表を聞いていた透析業界の大御所の先生が、「若い人たちがあんまり一生懸命治療するから，患者が具合悪くなる。」とつぶやいたのを覚えている。その先生が駆け出しの頃の透析治療は効率が悪く，また不均衡症候群を避けるために間歇的腹膜透析で導入するようにと言われていた時代である。今の透析機器の除去効率は当時とは比較にならないほど進歩し，相当手加減しても尿素などはかなり除去されてしまう。BUNが200mg/dLだからと慌ててポンプを高流量で回す必要はまったくない，昨日今日数値が上がったわけではないのだ。慌てるなかれ。生命にかかわる緊急時以外は，何事も起こらないことが初回透析の金科であり玉条である。

H. ゆっくりと条件を整える

　糖尿病腎症による透析患者は自律神経障害や動脈硬化の進行があり，治療抵抗性の高血圧合併症例が多く，また透析低血圧の頻度も大きい。高齢者も似たような理由で血圧が変動しやすく，苦手意識をもつ医師，スタッフが多い。しかし新規透析導入患者の平均年齢はほとんど70歳に達し，その約半分が糖尿病患者であるのだから，苦手だなんだと言っていられない。これらの患者の血圧をどのように管理するかということに，コツがあるのだとしたら，それは慌てないことではないだろうか。透析中の低血圧も嫌だが，高血圧も嫌だと慌てて血圧を下げようとすると，往々にして透析低血圧を来す。浮腫んでいるからと，どんどん除水をかけていくのも同じような結果をもたらす。糖尿病患者，高齢者の導入期は血圧が高くて当たり前だと割り切り，最初の2ヵ月ぐらいは高め安定で仕方ないだろうと考え，まずは透析中の血圧の安定を心がけた方が結果はよいように思う。透析中に血圧が下がると，降圧薬と昇圧薬の往復ビンタ治療になり，患者は恐怖心から結局透析前の薬を飲まなくなる。かくして血圧のコントロールはますますごちゃごちゃになる。安定した透析が行われないと十分な尿毒素の除去が行われず，食事も安心してとれないから全身状態はなかなか改善しない。ここで重要になるのは昇圧薬の使用は安易であってはならない，むしろ絶対に使用しないという立場でさまざまな原因に対応することである。昇圧薬は不整脈の誘発などの心毒性があるだけでなく，末梢循環を悪化させスムーズな尿毒素除去を妨げるからである。導入期は高め安定でよい，安

定した十分な透析を続け，2ヵ月，6ヵ月と長いスケールで血圧を下げていけば，1年もすればみんな安定して透析が可能になる．

　第6章で透析後の疲労感が生命予後を悪化させる重要な臨床所見であり，その原因としてもっとも関連が深いのは透析低血圧であると推察した．透析患者が元気で長生きするためには，透析低血圧を予防することがもっとも重要であると言い換えることができる．栄養障害がある痩せた高齢糖尿病患者が，透析中に血圧がたがた下がる．やっとのことで透析を終えて，ふらふらしながら家へ帰る．家へ帰ったらきっと横になって休むだろう，夕食は家族が支度してくれればいいが，一人だったりすると残り物ですませる，ひょっとしたら朝まで寝てしまうかもしれない．テレビを見ながらコンビニ弁当をたべて，そのまごろっと寝てしまうかもしれない．このように透析後の疲労感は栄養障害や運動不足を惹起し，透析患者の寿命を脅かすのだと直感的にイメージできる．血圧が下がらない安定した透析を工夫して，透析後は寄り道をして帰ろう．

文　献

1）秋葉隆編：わが国の慢性透析療法の現況2005年12月31日現在". CDロム（社）日本透析医学会　統計調査委員会, 2006　東京.
2）政金生人：愛Pod（patient oriented dialysis）計画. Clinical Engineering 17：157-163, 2006

8

かゆみ・イライラ・不眠対策

A 透析患者のかゆみの考え方

　かゆみは日常臨床で遭遇する非常に頻度の高い合併症であり，対応に苦慮することが多い。かゆみが強く始終からだを掻いている患者は，傍からみると落ち着きがないように見えるし，実際イライラを自覚している患者が多く，レストレスレッグを自覚している患者も多い。かゆみの強い患者，レストレスレッグの強い患者はだいたい睡眠障害を伴っていることが多く，われわれはこの三つの症状に対する対策を一括して考えている。不眠とうつは透析患者の予後を悪化させる因子としてよく知られており[1]，かゆみやレストレスレッグなどのイライラ症状も，不眠を介して生命予後を悪化させる機転になる[2]。かゆみの原因として表17に示されるようにさまざまな因子が想定されている。透析患者では内因性μオピオイド刺激とκオピオイド刺激のバランスが崩れており，μオピオイド刺激の相対的優位が透析患者の中枢性搔痒の原因の一つであることが明らかになり，透析患者用のκオピオイド作動薬が市販されるに至った[3]。しかしここで今一度思い出したいのは，Pierratosら[4]の夜間長時間頻回透析の治療成績である。週6〜7回，1回8時間という日本の平均的な透析条件の約4倍の透析量では，透析患者はほとんど健常人と変わらぬ生活をしており，もちろん皮膚のかゆみなどの症状はない。つまり，透析患者のかゆみの原因には，透析不足が大きく関与しているのだと認識する必要がある。薬剤でかゆみのコントロールができても，背景にある透析不足は解消されていないのだ。だから搔痒感がつよい患者には，まず透析時間や透析回数を増やす，ダイアライザを変えてみるなど，透析で何とかできないかと考えるのが鉄則である。かゆ

表17　透析患者のかゆみの原因

- 尿毒症病態
  - 中分子物質の蓄積
  - ヒスタミン遊離促進物質の蓄積
  - Ca/P代謝異常，異所性石灰化
  - 副甲状腺ホルモン
  - さまざまな結晶沈着
- 皮膚の乾燥
- 中枢性搔痒
  - オピオイドペプチド

みを訴えるすべての患者の透析時間を延長できるわけではないので，その場合に重宝するのがおなじみのラインナップであるPMMA膜とオンライン前希釈HDFとAN69膜が，かゆみ，イライラにも有効である。透析室の回診で一番多い会話は「かゆくありませんか，イライラしませんか。」であるが，これはこれらの症状が生命予後に影響を与える大きな因子であるということのほかに，比較的短い期間で変動するよい透析の指標であるからだ。透析中の血圧変動が時間単位のよい透析の指標であるなら，かゆみは週・月単位の指標，体格の変化，筋肉量の維持は月・年単位の指標である。これまでのわれわれの経験から，透析の技術でアプローチ可能なかゆみの対策は2種類あると考えている。一つは蛋白吸着膜やオンラインHDFを使用した積極的な低分子量蛋白の除去であり，もう一つはなんらかのアレルギー機転の除去である。

B 実際の透析処方

　PMMA膜は蛋白吸着性のダイアライザであり，透析患者のかゆみに有効であることが報告されている[5]。われわれの施設はほぼ全例EVAL膜で導入するが，導入期でもかゆみの強い患者の場合はPMMA膜を使用する。PMMA膜にも蛋白吸着（ロス）の程度が軽いU膜と強いP膜があり，また荷電により蛋白吸着パターンを変えたPQ膜がある[6]。かゆみを訴える患者ではまずU膜を使い，2週間〜2ヵ月様子を見て，無効な場合はP膜あるいはPQ膜に変更する。さらに2週間〜2ヵ月様子を見て改善が認められない場合は，P膜ならPQ膜に変えるか，オンラインHDFにする。つまり蛋白ロスの程度を一つのめやすに，症状を2週から2ヵ月でモニタリングしながら，蛋白ロスを増やしていく。オンラインHDFの設定もこれと同様で，症状が改善しない場合はダイアライザの細孔径を徐々に大きくして，蛋白ロスを増やしてみる。われわれの施設では前希釈HDFが圧倒的で，通常TS-ULで治療を開始する。かゆみが改善しない場合はダイアライザを，APS-E，FDYやPESなどに変えていく[7]。このようなダイアライザの変更とともに透析時間を延ばしたり透析の回数を増やしたりする場合もあり，かゆみがひどいときは1週間連日透析を行うこともある。これらの条件変更を同時に行うこともあるが原則として透析条件をいじるときは一つだけにする。なぜならどれが有効だったのかわからなくなるからである。このような対応でかなりかゆみを軽減することが可能であるが，これでも改善

しない場合はアレルギー性機序を考える。近年PS膜のアレルギー反応と思われるアナフィラキシー様症状や皮疹などが報告されている[8]。オンラインHDFで蛋白ロスを増やしても改善しない場合には，逆にPMMA膜やAN69膜を用いた透析に変更してみる。またダイアライザをビタミンEコーティングのPS膜に変更しオンラインHDFを継続する（図27）。この条件変更は蛋白ロスを減少させる方向で最初に説明した方法とは逆方向であるが，アレルギー性機転のかゆみには有効である。逆の傍証もある。アミロイド症による関節痛がありPS膜のオンラインHDFにβ-MG吸着カラム（リクセル®）を併用している患者がいる。かゆみは全く訴えない患者だ。彼らの関節痛が増悪すると，AN69の後希釈HDFとリクセル®の併用に変更する。そうするとかゆみが出てくる症例がある。その他にも疲労感や血圧低下などの理由でこのような蛋白ロスを減らす方向に透析条件の変更を行う場合がある。「かゆくなるかなーっ？」と経過を見ていると，やっぱり「先生，最近かゆい。」というのだ。この患者のかゆみには最初に述べた蛋白ロスを増やす方向が有効なのだ。蛋白ロスを増やす方向と減らす方向，一見全く逆の試行錯誤で得た二つのレシピから，かゆみの機転には大きく二つあるのではないかという仮説が思いついたのだが，実証はまだちょっと先だ。

　60歳のFさんは痛風腎による慢性腎不全で維持透析となったが，導入後3年目にイライラ，かゆみ，不眠，腹筋のけいれんやぴくつきを強く訴えるようになった（表18）。すでにAPS-E膜による5時間透析を行っていたので，症状

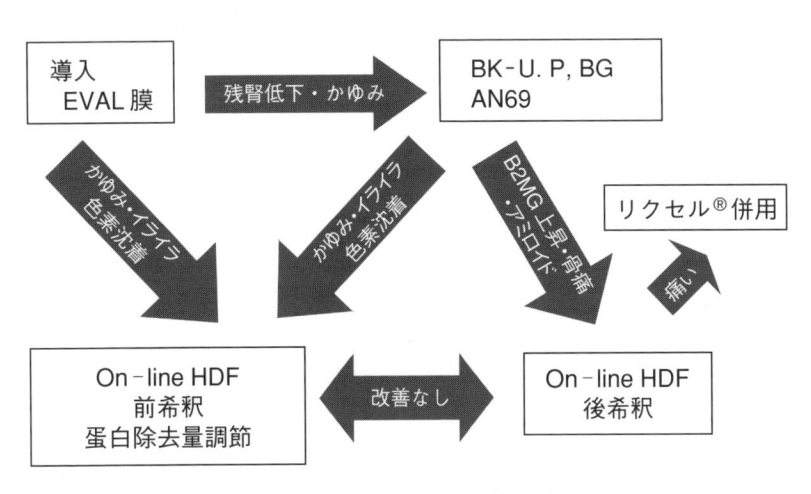

図27　透析条件変更のアルゴリズム

悪化のためダイアライザを変更せずに前希釈 HDF に変更したが，症状は改善しなかった．APS-E から FDY にして蛋白ロスを増やしたのだが，いよいよ症状は悪化した．どうしようもなく，入院のうえ EVAL 膜を用いた連日 4 時間透析を行ったところ，症状がぴたっとやんだ．「透析不足だったんですね．」と彼．この経験をもとに小分子量除去を低下させないように，PES-21Dα を用いた後希釈 HDF で週 6-6-6-4 時間，6-6-6 時間の隔週で症状がコントロールできた．その後症状の再燃に合わせて置換液量（QF）を 2L/時～3L/時に変更して調整している．QF の設定は本人の提案で相談のうえ決定している．これより先症状が悪化したら，あるいは今すぐにでも在宅透析の方がよいのにと話している．

　かゆみやイライラに対する透析治療の工夫は，透析時間などいわゆる透析量を増やす方法，蛋白ロスを増やす方法，ダイアライザのアレルギー機転を抑える工夫があるが，局所処置や内服薬ももちろん併用する．透析条件の変更はできる限り一つずつにすべきだと述べたが，かゆみのひどい症例は保湿クリームだけでなく，ステロイド含有軟膏，セレスタミン®の内服など，すべての治療方法を総動員して押さえにかかる．2009 年発売された κ オピオイド作動薬のレミッチ®も併用する．イライラやレストレスレッグ症候群にはリボトリル®，ビシフロール®を投与する．かゆみの局所処置や内服治療にはよい教科書があるのでそちらを参照されたい[10]．

表18　かゆみ・ぴくつきになやむ F さん

経過	症状経過	変更後透析条件
2004.03	血液透析開始	KF12C，QB250
2005.01	残腎機能低下，イライラ	APS18E，透析時間 5.0 時間に延長
2007.01	イライラ強い，不眠	APS18E 前希釈，QF200ml/min，QB300ml/min
.04	皮膚のくすみ，かゆみ	FDY210GW 前希釈，QF130ml/min，QB300ml/min
.08	腹筋のけいれん，ぴくつき	APS21E 前希釈，QF200ml/min，QB300ml/min
		かゆみ FDY210GW 前希釈，QF130ml/min，QB300ml/min
2008.02	ぴくつき，イライラ，不眠	EK16 を用いて 4 時間週 6 回透析
		不眠の改善透析時間 6 時間，隔週 4 回透析
		ぴくつき再燃 PES-21Dα 後希釈，QF50ml/min，QB300ml/min
.08		症状消失
現在	小康状態	症状の程度にあわせて QF を調節
		在宅長時間頻回透析の説得中

C. われわれの治療成績

　透析患者のかゆみ・イライラはわれわれが透析条件を評価する際，血圧の安定に次いで第2番目に重要視している症状であることはすでに述べた。それではわれわれの施設ではかゆみを訴える患者が本当に少ないのだろうかと検証してみた。透析患者のかゆみの調査で有名な報告は二つあり，一つはDOPPSが2006年に出した報告であり[2]，もう一つは2006年に成田ら[9]がまとめた新潟のデータである。かゆみの程度の評価方法は若干異なるが，中等度以上のかゆみの頻度はDOPPSで45％，新潟研究で53％の頻度である。DOPPSの報告で，日本人に頻度が高いと報告されているのも興味深い。かゆみの程度はDOPPSではNot, Somewhat, moderately, very much, extremelyの5段階だが，愛Pod調査ではバージョン1では，ない，時に（少し）ある，頻回に（強く）ある，常に（強く）ある，の4段階であったが，バージョン3からDOPPSの日本語表現にそろえて，まったくない，いくらか，かなり，相当，ひどい，の5段階調査にした。段階数やかゆみの表現の仕方の違いは調査結果に微妙に影響を及ぼすが，われわれの施設ではかゆみの頻度はDOPPS1に比べて1/3の頻度である（図28）。これは季節によっても変動がある。やはり冬期間は皮膚が乾燥し，かゆみが誘発されるせいか11月は16％だが4月は19％と若干多かった。施設間の年齢差や治療モードの差などでもかゆみの頻度に差があり，もっとも平均年齢が若く，HDFの多いわれわれのクリニックで11月にかゆみを訴えた患者はわずか9％であった。愛Podで調査したかゆみのリスク因子を解析して

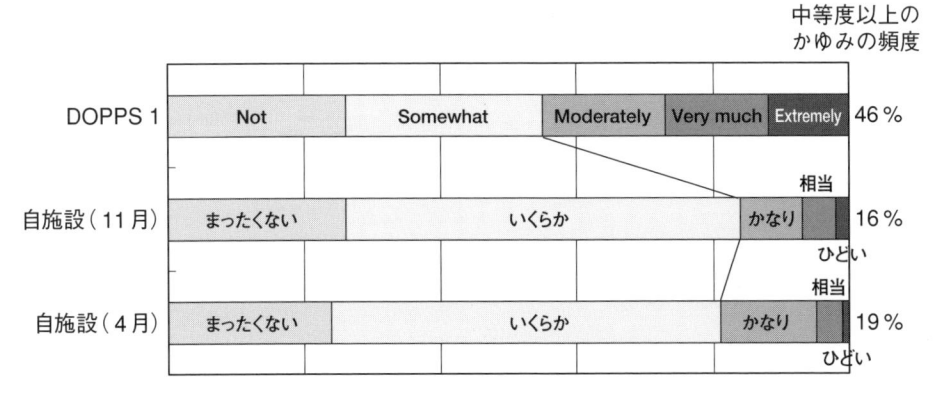

図28　かゆみの頻度
DOPPS1では中等度以上のかゆみは46％であるが，われわれの施設では約1/3である。

みると，年齢が高いほど，PTHが高いほどかゆみが強いという結果が得られた（**表19**）。これまでDOPPS研究では男性，日本人，透析不足，血清カルシウム，リン高値，低アルブミン血症がかゆみのリスク因子であり，われわれの施設の解析結果とはずいぶん異なっている（**表20**）。これは研究の対象となる患者群の性状の違い，施設の治療コンセプトの違いなどにより出てくるものと考えられる。違いの原因を究明することは，かゆみの機序を考察するうえで学問的な興味はあるが，それより大切なことは次に何をしたらよいのかという作戦を立てることである。DOPPS研究と比較してわれわれの施設では，Kt/Vで表される透析量が多く，また蛋白ロス型の治療がメインである。このような条件で透析を行ったなら，かゆみ克服のため次にすることは，高齢者への保湿対策と，PTHの厳格なコントロールである。愛Pod調査の重要な意義がここにもひとつある。どんな状態の患者がその症状で苦しんでいるのかのリスク解析を行い，次に何をすべきなのかという作戦を立てることが重要なのである。もちろんこれはかゆみだけでなく，愛Podシートにあるすべての調査項目で可能である。透析患者のさまざまな症状に対して，このようなアプローチを繰り返しているうちに，透析医療の現場というものがとても楽しいものになってくる。

表19　かゆみのリスク因子の多変量解析結果

因子	オッズ比	有意確率	因子	オッズ比	有意確率
性別	1.029	n.s	KT/V	6.486	n.s
糖尿病	0.501	n.s	NPCR	0.825	n.s
透析歴	0.958	n.s	Ca	1.554	n.s
年齢	1.069	＜0.01	P	0.979	n.s
基礎体重	1.053	n.s	PTH	1.004	＜0.001
BMI	0.800	n.s	BUN	0.989	n.s
MIS	1.045	n.s	Cr	1.054	n.s
ALB	0.491	n.s	B2MG	0.952	n.s
CRP	1.854	n.s	K	1.555	n.s
HDF	2.823	n.s			

表20　かゆみのリスク因子の比較

- DOPPS
  - 性別（男性↑），KT/V↓，Ca↑，P↑，ALB↓
- われわれの施設
  - 年齢↑，PTH↑

文献

1) Elder SJ, Pisoni RL, Akizawa T, et al.: Sleep quality predicts quality of life and mortality risk in haemodialysis patients: results from the Dialysis Outcomes and Practice Patterns Study (DOPPS). Nephrol Dial Transplant 23: 998-1004, 2008.
2) Pisoni R, Wirkstoem B, Akizawa T, et al.: Pruiritus in haemodialysis patients: international results from the Dialysis Outcomes and Practice Patterns Study (DOPPS). Nephrol Dial Transplant 21: 3495-3505, 2006.
3) Kumagai H, Ebata T, Takamori K, et al.: Effect of a novel kappa-receptor agonist, nalfurafine hydrochloride, on severe itch in 337 haemodialysis patients: a Phase III, randomized, double-blind, placebo-controlled study. Nephrol Dial Transplant 25: 1251-1257, 2010.
4) Pierratos A, Ouwendyk M, Francoeur R, et al. Nocturnal hemodialysis. Three-year experience. J Am Soc Nephrol 9: 859-868, 1998.
5) Aucella F, Vigilante M, Gesuete A: Review: the effect of polymethylmethacrylate dialysis membrane on uremic pruritus. NDT plus 3 (suppl 1) i8-i11, 2010.
6) 菅谷博之: PMMA膜. ハイパフォーマンスダイアライザー 2008, 編 竹澤真吾ら, 東京医学社, 東京, 2008.
7) 政金生人: 栄養学的な見地から見直されてきた前希釈 HDF の有効性. Clinical Engineering 18: 128-133, 2006.
8) 申曽洙, 西岡正登, 新光聡子ら: PS膜透析器との関連が危惧される病態について. 腎と透析63別冊ハイパフォーマンスメンブレン'07: 275-279, 2007.
9) Narita I, Alchi B, Omori K, et al.: Etiology and prognostic significance of severe uremic pruritus in chronic hemodialysis patients. Kidney Int 69: 1626-1632, 2006.
10) 段野貴一郎: 透析室に置きたいかゆみ治療パーフェクトガイド, 金芳堂, 東京, 2009.

9

アミロイド骨関節痛対策

A 骨関節痛の考え方

　透析患者の骨関節障害というと透析アミロイド症，続発性副甲状腺機能亢進症，アルミニウム骨症などが思い浮かぶのだが，透析患者の高齢化や，透析技術や治療薬の進歩で，最近はだいぶ様相が変わってきているのではないかと感じている．もちろん長期透析によるばりばりのアミロイド症で，難治性の骨関節痛や手根管症候群による手指のしびれや痛みを訴える患者も少なくはない．しかし加齢変化による変形性関節症，変形性脊柱症，脊柱管狭窄症，運動不足による筋肉のこりなどの愁訴の頻度が圧倒的に多い．愛Pod調査でも中等度以上の骨関節痛の頻度は，季節にもよるが25～30％であり，このうちアミロイド症による患者数は疑診も含めても1/3程度である．残りの2/3は前述したように加齢や患者それぞれの既往に起因する骨関節痛である．アミロイド症と一般的な骨関節痛とはある程度対応を変える必要があるのではないかと感じている．なぜならアミロイド症による骨関節痛は透析治療の合併症であり，透析治療によるアプローチを考えなくてはならないが，それ以外の骨関節痛の改善には運動やライフスタイルの見直しなど患者自身が行動しなければ改善しないからである．きっとこの章を読む患者と一部医療者には，非難囂々かと案じてはいるのだが遠慮しないで書くことにする．

B アミロイド骨関節痛に対する透析

　1990年代後半からわが国でオンラインHDFが本格的に行われるようになり，アミロイド骨関節痛の改善がオンラインHDFの主たる治療目的であった．われわれの施設でも1996年からオンラインHDFを始めたが，やはり最初はアミロイド症の骨関節痛の緩和が目的であった．誰が言い出したのか，科学的エビデンスがあるのかちょっとあやしいのだが，「痛みは後希釈，かゆみは前希釈」という格言めいたフレーズが今に至るまで綿々と言い伝えられている．それにならいわれわれも後希釈から治療を始め，その後かゆみやイライラに対して前希釈を行うようになった．患者の症状の改善をモニターしながら，希釈モードや置換液流量を試行錯誤で変えてきたが，この格言はどこかしら真実を言い当てていると感じている．これは前にも述べたことだが，前希釈も後希釈もどちらも低分子量蛋白を濾過により積極的に除去する治療であることに違いは

ないのだが，血液の希釈・濃縮による蛋白結合尿毒素の除去効果や，血液細胞への直接的な影響を考えると全く違った側面をもっている。

　β2MG 吸着カラム（リクセル®）は β2MG を選択的に吸着することにより，アミロイド症の発症進展を抑制することを目的に開発された。リクセル® がアミロイド症の発症・進行の抑制に有効であるかどうか現時点ではまだエビデンスは確立していないが，骨関節痛を緩和することは確かである。Tsuchida[1] は，リクセル® は β2MG を選択的に吸着するわけではなく，さまざまなサイトカインも吸着し SIRDS の治療にも使えると報告した。なるほどなと思う。それならリクセル® が骨関節痛を改善するのも合点がいく。

　2008 年に四国透析研究会に招かれて「ダイアライザ選びのコツ」という講演をした。帰りの飛行機の時間がぎりぎりで，急いで降壇したところで四国の先生（スイマセン，お名前を失念してしまいました。）から話しかけられた。「先生，リクセルも一緒に使う膜で効き目が違うでしょう。」この言葉にはビビッときた。まさにツボに入った感じ。彼曰く，ひどい透析アミロイド症の骨関節痛にリクセルは効くし，オンラインとの併用もよいのだが，PMMA や AN69 などの吸着特性のある透析膜と併用した方がより効果があがるということだった。もう少しゆっくり話したかったのだが，「すごいですね先生，それきっと正解ですよ。僕もやってみます。」とお礼も言わないで会場を後にした。山形に戻ってすぐ，リクセルと HDF の併用患者のダイアライザを PS 膜から PMMA や AN69 に変更してみた。これらのダイアライザは透水性が PS 膜よりも低いため，置換液量はせいぜい時間 2L が限界なのだが，効果はてきめんだった。特に AN69 膜を用いた場合，患者が手根管症候群による手先のしびれや，全身の痛みの軽快を自覚した。前述のごとく AN69 膜にするとかゆみが再燃する患者がいるが，その場合は時々 PS 膜で蛋白除去量を増やしてやるか，透析時間の延長を勧める。この経験からわれわれの施設では，透析アミロイド症の骨関節痛に対してリクセルを併用した AN69 による HD（F）が定番になった（図 29）。この治療は患者に大変評判がよいのだが，医療費が通常の透析の 1.5 倍くらいになってしまう。やはり透析アミロイド症は発症させないということが第一義であり，そのためには透析液の清浄化は必須としても，どのような透析処方をすべきであるのか，ある程度の道標をつけなければならないと考えている。

　難治性のアミロイド骨関節痛に対して少量のプレドニゾロンが有効なことが

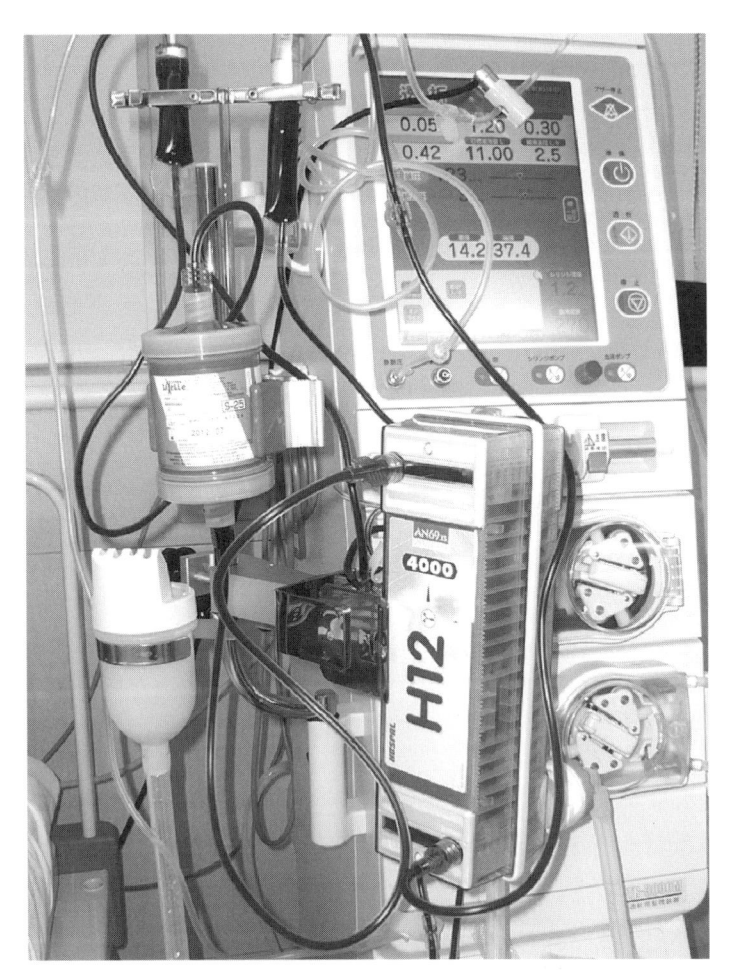

図29 AN69とリクセル®の併用
アミロイド骨関節痛に対する現時点での最強の治療方法である。

報告されており，状況によって使用は可能と思う。しかしやはりプレドニゾロンは少量でも免疫能を低下させ，骨粗鬆症を進行させるためできれば使用したくない。あくまでも余命と現在のQOLを勘案し緊急避難的に使うべきであり，透析のやり方でどうにかなるものなら，そちらを優先すべきである。ノイロトロピン®の注射も意外に効果があり試してみる価値はある。ともあれ，透析歴が長くアミロイド症をもっている患者は，透析の質について自らの体で作り上げてきた鋭敏な指標をもっており，これを治療に利用しない手はない。透析条件の変更の際は患者の訴えを注意深く聞くことが大切である。

C アミロイド症以外の骨関節痛

　透析アミロイド症の骨関節痛より圧倒的に多いのは，加齢による変形性関節症や変形性頸椎・腰椎症，脊柱管狭窄症，その他いわゆる腰痛症，肩こりなどなどである．これらの愁訴がある場合，まずは整形外科の受診を勧めて器質的疾患の有無をきちんと診断してもらう．これで手術適応ありと判断されれば，透析患者であっても手術を受けることを勧める．特に変形性膝関節症などは，人工関節手術成績もすこぶる良好であり，透析患者にも迷わず勧められる．しかし全体的には手術適応となる症例は非常に少なく，大多数の患者はリハビリや腰痛体操を指導され，湿布薬と鎮痛薬，時にビタミン剤と末梢血流改善薬を処方されクリニックに戻される．これらの治療は劇的に改善するというものではないので，延々と湿布と内服薬が続くことになる．そのうち「整形に通ってもあんまり変わりないから，薬だけ出してください．先生」と頼まれることになる．そしてジレンマだ．

　私事になるが，15年くらい前に突然首の痛みが生じ，回らなくなってしまった．寝違えだと高をくくっていたのだが，寝返りは打てない，上を向けない，歯磨きのうがいもできないとだんだん悪くなった．湿布貼ったり，カラーしたり，ブロックしたりといろいろ治療を受けてはいたが，そのうち右手の人差し指にしびれが出てきた．頸椎の根症状が出たわけで，頸椎ヘルニアの疑い濃厚だと整形外科医の指示でMRI検査に臨んだ．日頃偉そうにしていながら全くお恥ずかしい話なのだが，MRI撮影途中で閉所恐怖症状が耐えきれなくなり，無念のリタイアをしてしまった．冷や汗かいて疲れ切って撮影室をでると，色気たっぷりの後輩の放射線科医から「リタイアは先生で三人目ですよ．若い男の人は敏感ね．ふふん．」と斬って捨てられた．その時に観念した．「MRIをするぐらいなら，自分で何とかするしかない．」よく考えてみると，湿布も貼ったときはすーっとしてなんだか治った気になるが，貼りつづけなければいけないと言うことは，もともとの病気は治ってなどいないということだ．痛み止めとビタミン剤も都合半年ぐらい常用したが，飲み続けなければならなかったことを考えると，病気を治してなどいなかったことは明らかだ．では何が効いたかというと，首から肩を温めるとか，背筋を伸ばしてあごを引くとか，自分でできることでもだいぶ手のしびれは楽になった．もともと猫背気味で姿勢が悪いのに加え，35歳くらいから肥満ぎみになり，夜のつきあいと運動不足も加

わっていわゆる不摂生な生活に陥った。その頃から起こってきたのが肩こり腰痛であり，不摂生が続くとてきめん悪くなる。楽になる方法は体をすこし休ませて，常日頃姿勢を正しくしているのが一番なのだが，姿勢を正しく保つには腹筋や背筋の筋力が必要だ。それでという訳ではないが，腹筋背筋を鍛えるために乗馬マシーンを買った。確かな情報かどうかあやしいが，もっとも継続率が高い健康運動器具は乗馬マシーンだとのことである。たしかにルームランナーは走らなくてはならず，腹筋背筋も簡単だが「やるぞ」と意気込んでもなかなか続かない。乗馬マシーンは乗って，テレビを見ているだけで自分は何もしなくていいからだろうか。買ってしばらくはマメにのった。腹筋背筋がみるみるついたという感じではなかったが，しばらくすると腰痛が起こらなくなっていることに気がついた。腰痛で整形外科を受診した患者の多くは，湿布と鎮痛薬を処方され同時に腰痛体操を指導される。けれどほとんどの患者は（それは自分も含めて）腰痛体操，日常の腹筋背筋など続かないのである。最近慢性の腰痛や肩こりに限らず，生活習慣病や感冒など，運動をふくめたライフスタイルを改めることで治そうという考えが広がってきている。患部をあたためて，血流を改善させて治そうという考えで，これは自分の頸部痛や腰痛とのつきあいでも納得できることだ。非ステロイド性消炎鎮痛薬は解熱薬であり，体温を下げ末梢循環を悪くするため，慢性の骨関節痛や肩こりなどによいはずがない。湿布も貼ったときの気分で効いているような気がするだけなのだ。風邪を引いて熱が出るのは，体温を上げることで免疫能を上げるためなのだと理解されている。だから風邪を引いて熱がでたからといって，安易に感冒薬を飲むのはかえって治りを悪くする。だから湿布薬も風邪薬も安易に使わないで，ライフスタイルを見直し，自分の抵抗力で治しましょうと繰り返し言うようにしている。患者にはずいぶんケチな医者だと思われているだろうし，必要ないと話しても，なんとしても処方してくれと粘る患者も多い。日本の国民皆保険の医療制度は世界に誇るべきものである反面，医療が安易になっていると感じる。その典型が湿布と風邪薬の多用である。薬局で買うと倍以上のお金がかかるし，処方した方が病院も儲かるからという持ちつ持たれつの関係が，安易な医療を助長してきたのだ。薬など飲まないにこしたことはないし，体にいい薬など一つもないことを患者も医療者ももっと深く認識するべきだろう。

　丁度この原稿を書いてる時に，献腎移植を受けた40歳代の元透析患者がクリニックに顔を見せに来た。移植して何が変わったかと問うと，塩味に敏感に

なったという。そして，僕が五十肩だと片付けていた持続する右肩の痛みが，術後2週間ですっかり取れたのだという。はっきりしたアミロイド症の診断がついていた患者ではなかったが，微小なアミロイドか異所性石灰化か，あるいは何らかの結晶析出性の関節炎か，やはり透析不足の影響が関節痛にも影響を与えているのだと教えられた。

文　献

1) Tsuchida K, Takemoto Y, Sugimura K, et al.：Direct hemoperfusion by using Lixelle column for the treatment of systemic inflammatory response syndrome. Int J Mol Med 10：485-488, 2002.

10

高齢者透析のコツ

A 元気で暮らしているかどうかがもっとも大切

　繰り返しになるが，われわれはよい透析の定義を透析が辛くなく痩せてこないこととし，そのような透析を継続することが最終的にQOLの高い長期生存につながると考えている．透析患者の導入年齢はほぼ70歳に達し，透析医療イコール高齢者医療と言うことができる．高齢者透析にコツを求めるとすると徹底的にQOLにこだわるということだろう．高齢者は若年者に比べて体調の良し悪しが食欲や，日常の活動性に大きく影響する．たとえば透析後の疲労感が強いと，家に帰ったら食事もそこそこに寝るだけになり，栄養不足と運動不足で体は弱っていく一方である．テレビを見ながら夕食を食べているうちに眠ってしまうと，誤嚥性肺炎のリスクも高くなるだろう．高齢者の透析でもっとも重要なことは，元気に暮らしているかどうかということであり，極端な言い方をすれば，採血結果やその他の検査結果などは二の次三の次でよいと言える．本章では高齢透析患者が元気で過ごすためにはどんな工夫があるのかを，われわれの経験をもとにまとめてみる．

B 高齢者の透析処方

　「この人は高齢だから血流量はこのぐらいでいいんじゃないか．」「歳だから…」このような会話は透析室でよく耳にするが，いったい根拠があるのだろうかと疑問になる．これは「歳だからあまりきついことはするな．」という普遍的良心的な真実でもあるのだが，「高齢だから血流量は低くてもよく，透析量はほどほどでよい．」というのは間違っている．Kt/Vは体格で補正されている尿素の標準除去量であるが，依然として体格の影響を大きく受けていることはすでに述べた（第2章参照）．つまりKt/Vだけを指標に透析量を調整すると，筋肉量の少ない女性や，小柄な男性つまり高齢者は透析不足の危険があることが指摘されている[1]．日本透析医学会のデータを見てみると，75〜90歳の透析患者の平均体重は全年齢と比べると約5kg少なくなっているのにもかかわらず，Kt/Vは1.36から1.34と低下しており，平均血流量も200mL/分から180mL/分に減少している[2]（**表21**）．これには二通りの解釈ができる．一つは高齢者であるからこの程度でよいだろうと，透析量が意図的に調節されているということ．もう一つは，例えば血圧が下がったり患者がへばったりで，この

表21 JSDTと自施設の年齢別透析指標の比較

項目	施設別	全年齢	75〜90歳
平均年齢	JSDT	65.1	—
	自施設	66.9	81.0
Dry weight	JSDT	53.6	48.3
	自施設	55.4	47.5
spKt/V	JSDT	1.36	1.34
	自施設	1.53	1.56
血流量（ml/min）	JSDT	200	180
	自施設	248	240
nPCR（g/Kg/day）	JSDT	0.92	0.86
	自施設	0.86	0.81
%CGR（%）	JSDT	99.8	95.4
	自施設	102.4	93.2
β2MG（mg/L）	JSDT	31.7	30.9
	自施設	28.1	27.7

ような条件でしか透析を行うことができないかである。一方われわれの施設では，平均体重が約8kg少なくなっているがKt/Vは1.53から1.56へ増加し，平均血流量は248mL/分と240mL/分とほとんど変化がない（**表21**）。われわれの施設では高齢者においても血圧低下や疲労感がなく，体重減少が起こらない限り透析量は多い方がよいと考えている。年齢別の患者生存率をわれわれの施設と透析医学会のデータで比較してみると，75〜90歳の患者の累積生存率が全国では28％であるのに対して，われわれの施設では53％と良好であり，少なくとも高齢者の透析量を増加させると生存率が悪化するとは言えない（**図30**）。つまり，全国の高齢透析患者の生存率が低いのは，齢のせいだけではなく，背後に透析不足がないかどうか疑ってみる必要があるのだ。

　筋肉量を維持することがよい透析の必須条件であり，そのためにはダイアライザの選択やHDFを行うことが重要であることは第4章で解説した。小分子除去とアミノ酸などの小分子栄養素のロスは表裏の関係であること，小分子除去と低分子量蛋白除去とのバランスが重要であること，生体適合性がよいことが必須事項である。これらに適した治療モードとして，EVAL膜，PMMA膜，AN69，前希釈オンラインHDFが有用である。われわれの施設では全症例EVAL膜で透析を開始し，残存腎機能の推移でPMMA膜やオンラインHDFに変更していく治療方針をとっている。75歳以上の使用ダイライザを見てみると，EVAL膜が49％，PMMA　38％，前希釈オンラインHDF　11％という頻

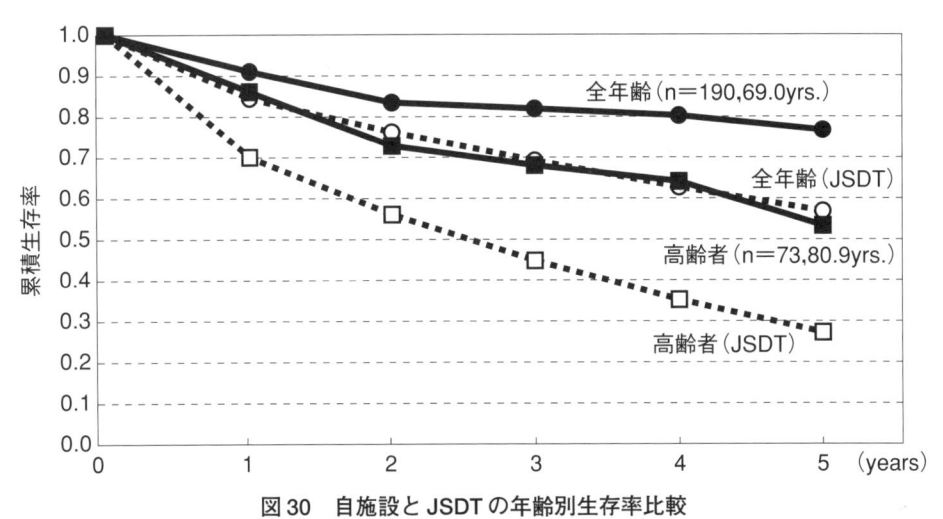

図30 自施設とJSDTの年齢別生存率比較

自施設においては特に高齢者の生存率が良好であり，近年例80.9歳の累積5年生存率は53％である。

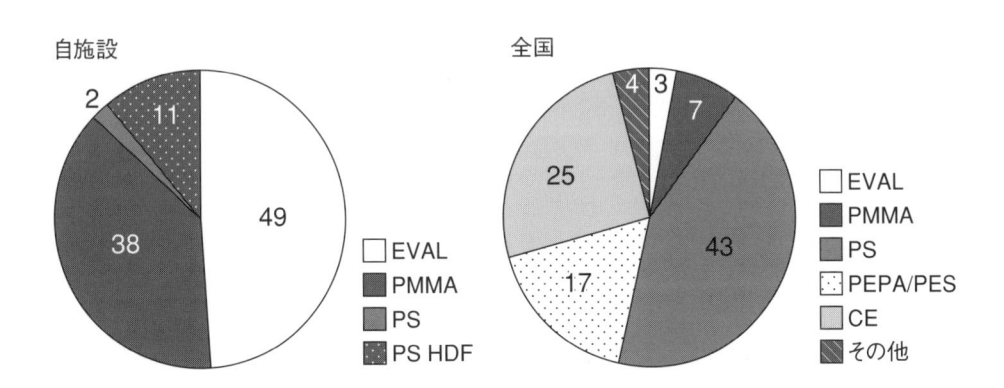

図31 高齢者使用ダイアライザの比較

自施設ではEVAL膜とPMMA膜で87％を占めるが，全国ではわずか10％であり，圧倒的にPS系膜が多用されている。

度であり，PS膜の単独透析はわずかに2％，HDFはPS系の膜で行っているので合わせても13％であった．しかしながら日本透析医学会の統計調査を見てみると75歳以上の患者でPS系のダイアライザの合計は60％であるが，EVALは3％，PMMAは7％とわずかの患者にしか使用されていない（図31）．EVAL膜やPMMA膜はⅡ型，Ⅲ型のダイアライザでありPS膜に比べて小分子のクリアランスが低いが，透析中の血行動態が安定しやすく，患者が楽だと感じるため血流を上げても患者が耐えられる．しかしPS膜をはじめとした高透過型のダイアライザはしばし血圧の変動や，透析後の疲労感を伴うため，血流

を上げることをためらってしまう。よりよい物質除去を目指して高透過型ダイアライザを使用した挙げ句，体重減少を起こしてしまっては身も蓋もない。現在使用されているダイアライザの多くは，血流量 250ml 以上でよいパフォーマンスが表れる設計になっており，膜面積を大きくするよりはまず血流量を上げることが先決である。血流量が上がらないから膜面積を大きくするのでは，材料的な損失にもなるだけでなく肝心な目的とする物質除去効果が得られない。このように考えると高齢透析患者においても，透析後疲労感がなく，できるだけ透析量を上げていけるようなダイアライザ，治療モードを選択することが必要である。高齢者に EVAL 膜，PMMA 膜を勧める根拠はここにある。

　食欲がなく，血圧が上がったり下がったり安定しない透析患者には一過性に透析効率を落としてみるというのも一つの方法である。たとえば PMMA 膜の $1.6m^2$ で行っていた透析を，EVAL 膜の I 型 $1m^2$ の透析に意図的に落としてみるときもある。これは透析は楽だと感じさせることが主な目的であり，それが食欲に跳ね返ることを期待したやり方である。少しでも改善傾向が見えたなら，そのことで患者を励まし喜び，徐々に透析量を増やしていく方針をとる。逆にオンライン HDF で少しアルブミン漏出型の治療を行ってみるという作戦もある。栄養状態が良くない患者に行うのであるから，リスクもあるのだが，具合が悪いのをそのまま放置しても先が見えているので，何らかのアクションは必要であろう。MPO 研究でも高透過型のダイアライザが DM で栄養状態の悪い患者に治療効果があるとも報告されている[3]。栄養状態の不良の原因に低分子量蛋白領域の尿毒素が関与しているのかもしれない。

文　献

1) Spalding Em, Chandna Sm, Davenport A, et al.：Kt/v underestimates the hemodialysis dose in women and small men. Kidney Int 74：348-355, 2008.
2) 椿原美治編：わが国の慢性透析療法の現況 2008 年 12 月 31 日現在"．CD ロム，(社) 日本透析医学会，統計調査委員会，2009，東京
3) Locatelli F, Martin-Malo A, Hannedouche T, et al.：Effect of membrane permeability on survival of hemodialysis patients. J Am Soc Nephrol 20：645-654, 2009

11
透析プログラムの考え方

A　トロントの在宅血液透析

　カナダトロント市のPierratos教授のグループは週6回8時間の在宅，夜間透析を行っており驚くべき治療成績を上げていることは何度か述べた[1]。もちろん生命予後がよいだけでなく，かゆみや筋肉の痙攣，睡眠障害などわれわれが日々の臨床で難渋している透析患者の不定愁訴が全くないのだ（**表22**）。食事制限は全くなく，逆に蛋白質を十分に摂取しないとリンが下がりすぎるので注意をするように指導している。多くの患者では透析液にリンを添加し，しかも濃度は4mg/dL！　正常値だからびっくりだ。日本の透析条件は週3回4時間がほとんどで，もちろん透析液のリン濃度はゼロである。同じ腎不全患者を同じ透析で治療するのに，この差は一体何なのか？

　カナダ「しっかり食べないとダメですよ。リンが下がりすぎますよ。」

　日本　「何でこんなにリンが高いの！　何食べたの？　飲み会だったの？」

　この違いはもう行って見てくるしかないだろうと，病院から技士1人，長時間透析のさきがけ神戸の坂井瑠実クリニック喜田先生とカナダのトロントに押しかけた。2010年3月の話である（**図32**）。

　カナダでは末期腎不全の約60％の患者は腎臓移植を受け，残りの40％が血液透析（HD）か腹膜透析（PD）であった。国の方針で透析治療の40％を在宅治療（PDと在宅血液透析；Home hemodialysis HHD）で行うことが目標ということだった。2010年3月の時点で透析患者の70％が病院内でHDを受けており，18％がPD，残りの12％がHHDと中間施設（self care unit）という

表22　連日夜間長時間透析の臨床効果

- 生命予後の改善
- QOLの改善（自・他覚的）
  - 皮膚症状の軽快
  - 透析低血圧の消失，筋けいれんの消失
  - 睡眠障害（不眠・SAS）の改善
  - 認知機能の改善
  - 栄養状態の改善・食事制限の緩和撤廃
  - 腎性貧血の改善
  - 妊孕性の改善，正常分娩
- 物質除去の側面
  - β_2-MG除去効果は4倍
  - P除去は著効，PTHの低下

SAS：睡眠時無呼吸症候群

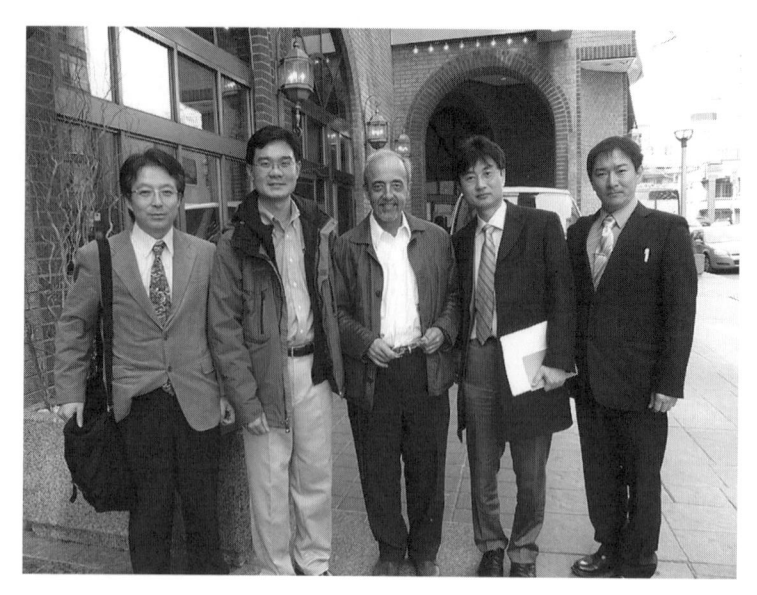

図32 トロント HHD 見学
2010.3月 HHD 見学のためトロントを訪ねた。
左から，著者，Chan 先生（Toronto General Hospital），Pierratos 教授
（Humber River Regional Hospital），喜田智幸先生，金田英之技士

ことだった。HHD 患者は500人でそのうち300人が就寝中のいわゆる長時間頻回透析（NHD）ということだった。Pierratos 教授の病院を訪ねたときに，何人か患者にインタビューさせてもらい強い感動を覚えた。病院での週3回の透析と連日長時間透析の一番の違いは何かとすべての患者に訊いてみたのだが，皆口をそろえて「Energy」だと言う。体の中から湧き上がってくるやる気，近畿大学の古薗先生言うところの「生きる炎」が体の中にめらめら燃えているのだという。翻って自分の施設の患者を思ってみた。めらめらしている人も思い浮かんだが，彼らと同じレベルのめらめら患者は圧倒的に少ないように思えた。「これは負けだな。」と思った。

　出産してすぐの患者も診察に来ていたのだが，かわいい女の赤ちゃんを抱いていた。満期産の自然分娩で3000g超えであったという（**図33左**）。日本でも透析患者の出産は非常に稀ということではないが，だいたいは胎児の成長に連れて透析回数を増やすのだが，羊水過多症や胎児発育不全が起こりやすく，帝王切開の方が多いのではないだろうか。トロント総合病院では年に4〜5件の透析患者の出産があり，いずれも満期産の自然分娩で，児は3000gを超えるのが常だと聞いた。自分も透析患者の妊娠出産には2回関わったが，そのときの

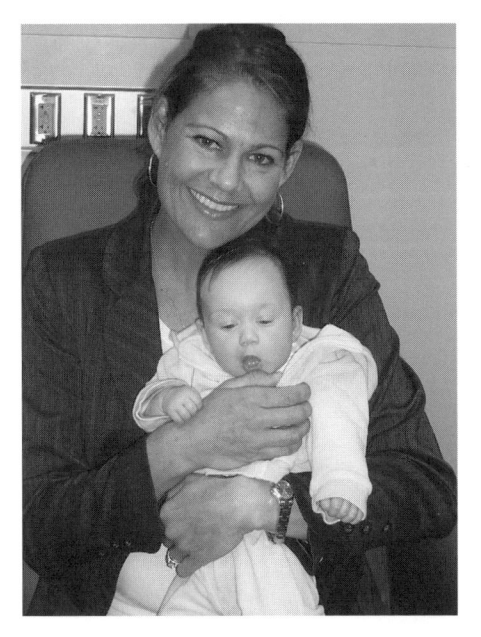

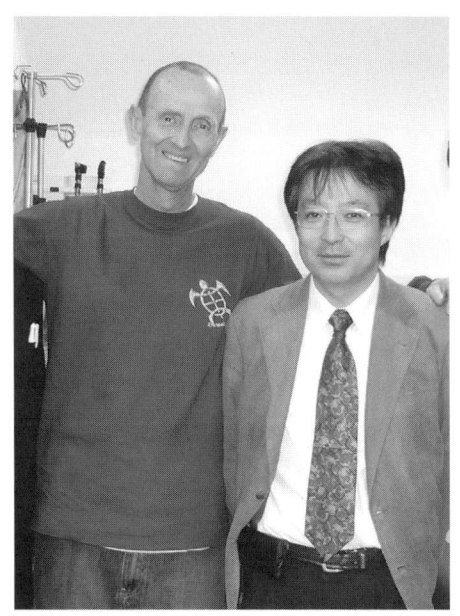

図33 トロントのNHDの患者たち
左　出産直後のNHD患者，満期の正常分娩で女児を得た。
右　透析歴25年，2回の移植経験者だがNHDが一番いいという。

苦労を思うとこの差はとてつもなく大きい。

　透析歴25年の男性は移植を2回経験しており，現在はNHDを行っていた（図33右）。移植腎で生活していたときとNHDのどちらが良いかと聞いてみたが，NHDの方が良いとの返事には驚いた。移植が良いに決まっていると思っていたからだ。移植腎の時は免疫抑制剤の内服のせいか体調が今ひとつで，いつ移植腎の機能が低下するかという心配で気持ちが落ち着かなかったという。医療者と患者の思いというのは往々にしてすれ違うものだと思う。実際にトロントのグループのHHDの治療成績は，生体腎移植の生存率よりは若干落ちるが，献腎移植の成績とはほとんど同じなのである[2]（図34）。世界に誇るわが国の透析患者の生存率を図上にプロットすると，全年齢ではNHDの成績のはるか下である。しかしトロントのNHD，移植患者の平均年齢が45歳程度であるため，JSDT統計の30～45歳，45～60歳の患者群で再度プロットすると丁度NHDの生存曲線を挟む形になる。日本でNHDを行うとどれだけ，生存率が向上するのだろう？　ひょっとしたら非透析者の平均寿命と変わらなくなるかもしれない。夢のある話だ。

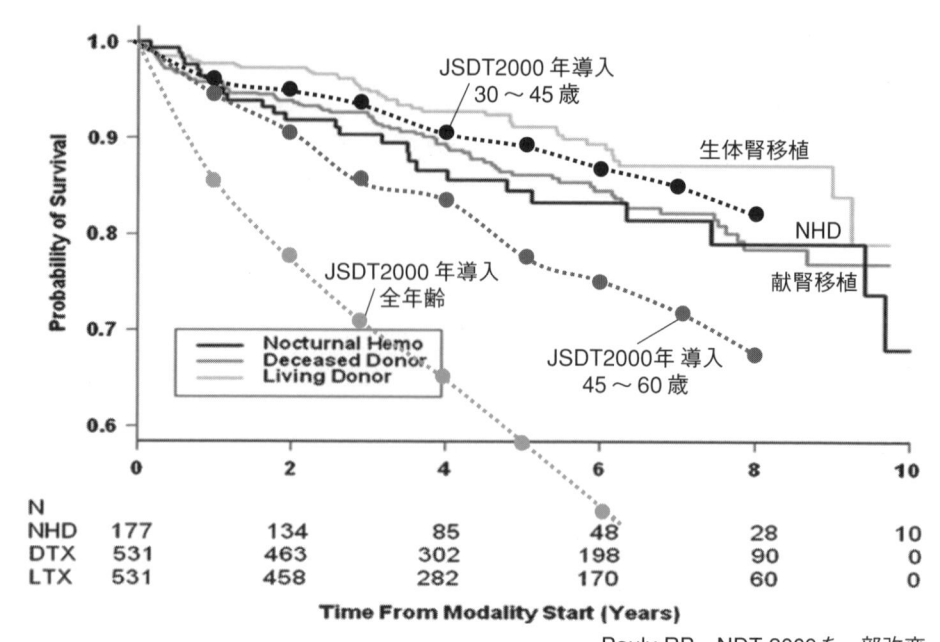

図34 NHDと移植患者の生存率比較

NHDの生存率は献腎移植と殆どかわらない。同年の日本の透析患者の生存率もこれにほぼ同程度と推定される。参考文献2から改変して収録

B 患者への説明・長時間への誘い

　透析時間を延ばすと体には良いとわかってはいても，なかなかそれを行いづらい心情的，医療経済的理由がある。「4時間週3回だって長く，短くして欲しいのに，時間を延ばすなんてとてもとても。」というのが大概の患者の反応だ。われわれの施設では在宅血液透析が2人，6時間週3回透析，隔週週4回が数人，5時間透析が全体の15％程度で，長時間透析については自慢できたものではないのだが，ここのところ患者から自発的に時間を延ばしたい，回数を増やしたいという申し出が増えてきた。「長時間透析をどうやったら患者に納得させることができるのか？」という質問をよく聞く。週2回3時間で導入された患者が，転院先で透析時間，回数を増やすことを納得せず，説得に四苦八苦するというのも似たような話だ。なぜ患者が自分から時間を延ばしたいと言い出したのか，これにはいくつか思い当たることがあるので少しまとめてみる。

　そもそも患者が透析時間を延ばすことを納得する（説得される）というのが

おかしな話で，なんだか患者に御願いして透析していただいているという感じになる．身も蓋もない言い方だが，透析は患者が自分の体のためにやっているのだから，時間も回数も自分から増やすと言わない限りどうしようもないことである．医療者側にできることは，長時間がよい理由を繰り返し伝えること，特に透析患者に生じるかゆみ，イライラなどさまざまな症状はほとんどが透析不足からくる症状であり，透析時間や回数を増やすとその愁訴がなくなる可能性があることを繰り返すことである．そして患者のアイデアや挑戦を許すことだろう．もちろんそれぞれの施設の状況もあるだろうから，いつでもどんな挑戦もOKという訳にはいかないが，できる範囲で認め体験させるのが一番だろうと思う．毎日やってみたければそれもよし，隔週土曜日追加してみたければそれもよしである．患者が透析スケジュールを変えることで，悩んでいる症状が何とかなるのだと理解することが最も大切であり，スケジュール変更で生じる困難はその後で相談して決めればよい．ベッドの回転などで問題が生じたら，在宅血液透析を勧めるとか，自由に透析プログラムを変えてくれる病院に転院させるとか作戦はいろいろある．保険適応との兼ね合いで病院の持ち出しが多くなると，経営コストに関する質問を受けることがよくあるが，患者が元気に長生きすることが透析施設には一番良いことは明らかである．われわれは時間に余裕があるときは透析時間を延ばしなさい．土曜日を追加してもいいですよと常日頃口にしている．だから，体重が増えたときだけ，ドライウエイトあわせのためだけの時間延長は許可できませんと言ってしまうのは，感情論的には理解できるが言っていることは矛盾している．透析スケジュールが自由になると，血流量や除水設定までが当然患者の自己療養の範囲内になる．そうなると，みんな自分のことは自分できちんとやるに違いない．そう信じたい．

文 献

1) Pierratos A, Ouwendyk M, Francoeur R, et al.: Nocturnal hemodialysis. Three-year experience. J Am Soc Nephrol 9: 859-868, 1998.
2) Pauly RP, Gill JS, Rose CL, et al.: Survival among nocturnal home haemodialysis patients compared to kidney transplant recipients. Nephrol Dial Transplant 24: 2915-2919, 2009.

12
患者中心の療法選択

A 血液透析か腹膜透析か？

わが国の透析患者は約30万人であり，その96.5％が施設血液透析（HD），3.5％が腹膜透析（PD）であり，在宅透析（HHD）に至っては200名足らずである。PDとHHDを合わせた在宅治療の比率は，PD王国香港で80％，メキシコ70％，HHDの発達したニュージーランド50％，カナダの30％と比較しても日本はダントツに低い。先進諸国では最下位，全体でもバングラディッシュとルクセンブルグに次いで下から3番目である[1]。在宅治療の普及の程度にはそれぞれの国の社会経済的背景が大きく影響するため，在宅医療の比率をもって透析医療の良否とすることはできない。一方，PDが慢性腎不全治療の一つとして発展して以降，PDとHDではどちらが優れた治療であるのか，生存率や治療効果はどちらが優れているのかといったPD vs HDの構図が長らく敷かれてきた。しかし最近この論争は，PDとHDは対等な治療ではないので比べることができないという結論で終結した。PDは連続治療としての優位性を有するが，尿毒素除去，特に大分子尿毒素の除去効率においてHDに大きく劣り，残存腎機能あるいはHDによるバックアップが前提の治療である。PDとHDは対峙するものではなく，相補いあって適切な時期の適切な患者に選択されてこそ，それぞれの治療方法の特性が発揮されるということである。この結論に至るまで欧州を中心にPDファーストなる概念が提唱され，これはわが国でも一時流行ったがスタンダードにはならなかった。なぜなら，そこには患者の視点というよりも，むしろ医療経済的な考え方が中心にあったからではないかと感じている。

PDとHDだけでなく，オンラインHDFやHHD，導入期PD・HD併用など治療法の選択肢の広さ，自由さにおいてわが国は間違いなく世界No1である。それが長期慢性腎不全患者をたくさん抱え，透析治療のクオリティを求め続け独自に進化した日本の透析医療の一側面と言えるだろう。日本で独自に進化した携帯電話文化を称し，技術のガラパゴス化現象と表現するらしい。日本の透析医療もまさにガラパゴス化しており，愛Pod計画，患者中心の療法選択などはその典型のように思う。しかしこれは誇って良い，幸せなことなのだと医療者も患者も認識する必要がある。

B 愛Pod的療法選択

　患者の視点を大切にした透析医療が愛Pod計画であるから，患者の視点を大切にした療法選択がなくてはならないはずだ．それは患者が何を望んでいるのかを徹底的に聞いた後で，その目的を達成できるような治療プランをこちらから提案することだと考えている．目的主義的療法選択とでも言うべきか，それはPD，HD双方をバイアスなく説明した後で，「さて，どちらをお選びになりますか．」といういわゆるインフォームドコンセントとは一線を画すものだと考えている．

　Gさんは74歳のさくらんぼ農家である（表23）．2005年6月初旬に息切れが生じ近医を受診した結果，糖尿病腎症による末期腎不全で心不全を併発していることが明らかになった．総合病院の腎臓内科に紹介され透析治療を開始することになったが，本人と家族は以前から透析療法の情報収集を行っており，腹膜透析を希望した．腹膜透析を開始した場合，高齢でもあり，1ヵ月近い入院になるかもしれないと説明されたが，患者は納得しなかった．

　「それでは，今年のさくらんぼの収穫に間に合わない．」

後輩でもある担当医は困り果て，その日のうちにわれわれの施設に患者を紹介した．午前中の外来受付ぎりぎりに来院，本人と家族と徹底的に話し合った．

　「すぐに透析を始めないと，命にかかわるかもしれませんよ．命とさくらんぼとどっちが大切なのですか．」

　「もちろん，さくらんぼだ．」

　「……」

今年のさくらんぼを収穫し出荷しなければ死んでも死にきれないのだということ，治療は腹膜透析を希望していることがわかった．さくらんぼは山形が誇る

表23　Gさんの治療経過（愛Pod的療法選択）

初診日	午前　本人・家族と面談
	午後　左前腕内シャント設置術
翌日	血液透析開始
7日目	段階的PD導入術（SMAP）施行
10日目	退院後夜間透析に通院指示
	（昼：さくらんぼ出荷作業，夜：バック交換練習）
1ヵ月後	カテーテル掘り出しPD開始

名産品の代表であり，彼の住む土地はその中でも本場中の本場なのであった。そこでわれわれは，当日午後に内シャント設置術を行い，翌日から3日連続で血液透析を開始した．7日目に段階的PD導入術（SMAP法）による，腹膜カテーテル留置し皮下に埋没した．10日目に退院以降は，日中はさくらんぼの収穫作業，夜は週3回の夜間透析，それ以外の日はビデオを利用してバック交換の自宅学習とした．1ヵ月後さくらんぼの出荷作業を終え，患者は短期的に入院し，カテーテルを掘り出しPDを開始した．この経験は患者に知恵をつけた．

「明日老人会の旅行だから，血液（HD）やってからいくわ．よろしくなっ！」

良いことなのか，悪いことなのかと問われるとちょっと答えづらいところがある．なんだかちょっとわがままな気もするが，しかし微笑ましい光景だ．

透析療法を開始する患者はどんどん高齢化している．彼らは戦後日本を支えて，質素に働きづめに働いてきた人達である．彼らがようやくゆっくりと，以前よりはすこし豊かになった日々を楽しむときに透析が始まるのだ．そう考えると，療法選択は彼らが余生をどう過ごしたいのか，何を大切にしたいのかという希望に徹底的に沿えるものでありたい．楽しく活気に満ちた日常生活を可能にする治療方法を提案するのが，愛Pod的療法選択と考えている．これは高齢者だけではなく，すべての腎不全患者に当てはまるし，それはPDとHDだけでなく，移植も在宅血液透析ももちろん含んでいる．療法選択はイデオロギーでもプロパガンダでもない．すべての選択肢をもちながらあくまでも患者中心の視点で，プランを提示するべきである．

文　献

1）National Institute of Health NIDDK/DKUHD, 2009 annual data report：Atlas of chronic kidney disease and end-stage renal disease in the United States.

13

患者とのコミュニケーション

A インフォームドコンセントと患者様

　愛Pod計画とは，患者と医療者がそれぞれプロフェッショナルとして自律しようという共同声明であることはすでに述べた。いつの頃からかムンテラはインフォームドコンセントになり患者は患者様になった。インフォームドコンセントは説明と同意と訳され，患者が理解することが前提であるのだが，どうも一方通行の説明を垂れ流して，さてどうしますかと患者に選択を強いるような無慈悲な雰囲気を感じる。うがった見方をすると，「こちらは説明して選んだのはあなたですから，うまくいかなくてもあなたにも責任があります。」とあらかじめ失敗した時の言い訳を考えているように聞こえてしまう。そんな気持ちを「説明して患者様に選んでいただく。」というおかしな日本語で打ち消そうとしているような気がして，なんだか居心地が悪い。そしていつのまにか「患者様」は医療者と対等以上になり，治療はうまくいって当たり前，うまくいかないとすぐになにかミスがあったのではないかと勘ぐったり，暴力行為に及んだりすることが出てきた。救急外来のコンビニ受診が増えて，待たされた軽症患者が暴力をふるったという話も聞く，医療費を支払わない患者が多いというニュースもよく聞く。愛Pod計画を立ち上げたころ，このようなニュースが多くうんざりしていた。一方医療界では誰も彼もが「エビデンス，エビデンス」と連発していた。そんな，「患者様」とカタカナ語礼賛の医療へのアンチテーゼが愛Pod計画の根っこにはある。もちろんすべての患者と医療者がそうなのだと思ったわけではない。ただもっと簡単でわかりやすく，おたがいの信頼感に満ちた本気の医療を欲したのだ。インフォームドコンセントや「患者様」という言葉をつかうかどうかという表面的議論ではなく，中身の問題なのだ。こっちも本気でやるから，そっちも本気でやってくれという。言葉自体の問題ではないと言ったばかりなのだが，愛Pod計画を始めるときわれわれの施設では「患者様」という言葉を正式に禁止した。これをゆずってはすべてが壊れてしまう剣が峰なのだとその頃の僕は認識していたのだと思う。そもそも患者の患は心に串と書く。心に串を刺すのが病なのだが，心に串を刺すのは病だけではない。「質の低い医療者の言動ほど患者の心を傷つけるものはないと医療者は知る必要がある。」僕にそう教えてくれた峯岡婦長のことを少し語らなければならない。

B 峯岡智恵婦長の思い出

　故峯岡智恵婦長は，札幌のある病院で看護婦長の時に末期腎不全となり血液透析治療を開始した．あらかじめ断っておくが，当時は「看護師」ではなく「看護婦」であり峯岡さんは婦長の時に人生を終えたし，僕にとって峯岡師長というのはぴんとこないのであえて婦長と書く．血液透析では体調が思わしくなく，仕事を辞めようかと思っていたときに，ある医師から腹膜透析を勧められたのだという．ダメもとか，すがるような気持ちか，腹膜透析に賭けたのだという．手術が無事終わり，腹膜透析は彼女の体調を劇的に改善したのだが，入院中の夜にその後の彼女の行動を決する出来事が起きた．夜間のバック交換を終えて眠ろうとしていた頃，透析液の除水により腹腔内の液量が増えておなかが苦しくなってきた．しばらく我慢したが限界に達しナースコールを押したのだという．

　「お腹がはって苦しいのでなんとかしてください．」
　「今ドクターに連絡をとりますから，ちょっと待ってくださいね．」
　2時間後
　「峯岡さん，主治医と連絡がつきませんので，朝まで待ってください．」
　「……」

　このときの彼女の気持ちを彼女の言葉をそのまま借りると，
　「この看護婦はどうしたらよいのか自分で判断できないのだろうか．」
　「勝手な判断をすると，翌日医者におこられるのだろうか．」
　「自分がこれまでやってきた看護教育とはなんだったのだろうか．」

　このときの峯岡婦長の心中は察してあまりある．怒りと無力感……．
　携帯電話の無い時代だ．医者はどこに行っていたのだろう？　ススキ野でポケベルのスイッチ切っていたのかな？　看護婦は一生懸命2時間も主治医を捜したんだろうな．感想はいろいろだろうが，なんだかみんなが気の毒で，みんなが哀れな話だ．今ならだれだってわかる．1Lくらい排液して，腹痛をとってあげればよいのだ．翌朝主治医に報告するだけでいい．そんな簡単なことが，そんな簡単な判断が悲しいかな叶わなかった．その後，峯岡婦長は専門的に判断し適切に行動できる専門看護の重要性を全国の看護婦に説いて回っていた．腹膜透析が彼女の全国行脚の友となった．1994年仙台で行われた腹膜透析看護の勉強会で峯岡婦長の話を始めて聞き，それまでの看護の在り方に抱いてい

た不満が一気に消し飛んだ．

「知識・技術の未熟な質の低い医療者の言動が，患者の心身の安寧をどれだけ損うかを医療者は知る必要があります．」

「患者たちは病室で，医者を，看護婦を値踏みしているのを，医療者は忘れてはなりません．」

その後何度かお会いして直接指導も受けた．患者との距離感のこと，看護婦との距離感のこと，札幌は大倉山のふもとのレストランで手羽先を焼きながら諭された．

「先生は焦らないで，みんなを待ってあげなければいけませんよ．」

医療とは医者であれ看護師であれ，正確な知識と技術が最優先されるべきであり，それをつつみこむ人格が必要なのだと教えてくれたのは峯岡婦長であった．

峯岡智恵婦長のご冥福を祈ります．

C 患者の思いと医療者の思いは往々にしてすれ違う

日常よく経験することだが，患者の思いとこちら（医療者）の思いは往々にしてすれ違う．そしてそのすれ違いの処し方で，その後の医療者の成長が変わると教えてくれたのも峯岡婦長だったように記憶している．

44歳のAさんは24歳で農家に嫁ぎ，34歳の時に血液透析を開始した．姑夫婦，子供2人におおばあちゃんもいる大家族で，農繁期はかなり忙しくなるらしく透析室ではいつも疲れて眠っていた．今で言う爆睡というやつだ．当時の僕は腹膜透析を覚えたての頃で，腹膜透析は血液透析のように定期的な通院を必要とせず自宅でできるため，この患者にはぴったりの治療であると考えたのだ．血液透析から腹膜透析に変更したらどうかと自信満々の体で話しかけたのだと思う．しかし剣もほろろに言い返された．

「私の唯一の安らぎの時を奪わないでください．」

彼女にしてみると，血液透析に来院する週3回4時間の間だけが，姑にも，子供にもだれに気を遣わず，煩わされることなくゆっくり休める時間なのだという．その時間がなくなって，自宅で自分が透析をするなど考えられないということだった．彼女の返事を聞いて僕は自分を恥じた．なんと物わかりのよい医者だろうと喜々としていた自分を恥じた．

27歳のBさんは17歳からIgA腎症で治療を受けていた．腎組織のダメージ

が強く，尿蛋白が多い予後不良の患者であり，10年間にわたり少量のプレドニゾロンの投与を受けていた。しかし徐々に腎臓機能が低下し，将来透析も考えなければならないと言われたときにショックを受け，セカンドオピニョンを求めて来院した。患者は長期のプレドニゾロン服用の影響で，満月様顔貌，闘牛肩，多毛で皮膚は粗造，始終うつむいていた。同行した母親は，（こんなに容姿が変わるまで薬を飲んできたのに）腎臓機能がだんだん悪くなり，治療方法が悪かったのではないか，もう他に治療はないのか。透析になり嫁のもらい手がない，子供の病気は自分の責任だとつぎつぎに訴え，親子そろって泣き出してしまった。母親の気持ちはよくわかった。病気の子供をもつ母親はきっと，なにかしら自分を責めてしまうのだろう。

「お母さん，腎臓あげますか。」
「はい，1個でも2個でもあげます。」
「お母さん，2個はダメです。」

その日からプレドニゾロンを中止し，食事療法ももうそこそこでいいでしょう。透析になったらすぐに移植をしましょうと話したら，母子は笑いながら帰って行った。

腎臓専門医は腎臓病を透析にしないように治療しましょうと言う。透析になると敗北だといい，透析になることの罪悪感を植え付ける。「そんなことして，透析になるよ。」と。いったい患者を脅し続けるところにどんな医療があるというのだろう。その患者たちがいざ透析をスタートするときの，敗北感と罪悪感を想像できないのだろうか。主治医だけが手のひらを返したように，「第二の人生のスタートです。」などと言う。この180度転換は患者には受け入れられないだろう。担当医に悪意があるわけではない。けれど想像力が足りない。きっとBさんの主治医も何とか透析にしないように，一生懸命治療したに違いないのだ。しかしそれで患者が幸せだったかどうかはわからない。透析を受けなかった10年間はあるが，プレドニゾロンを飲み続けた10年間もあるのだ。そしてその10年間は17歳から27歳という女性にとっては，極めて敏感で大切な時期であったことも確かなことなのだ。どちらが正しいのかではなく，どちらの価値観もあるのだと医療者が気づいていたかどうかが大事なのだ。この会話を外来で行って5年後に患者は透析となり，その後すぐ母親から移植を受け今はもう元気に暮らしている。

「患者のため」と医療者はわりと安易に口にする。しかし，最初はそうだっ

たかもしれないが，いつの間にかそれがこちら側の，しかもたいしたことない医療者のプライドのためだったりする。その変質に気がつかないと，医療者は患者の想いとすれ違ったまま患者の心身の安寧を損ない続けてしまう。

D 仕事のやりがい

　これまで患者とのすれ違いを通して気がついたことは，医療者はいつのまにか自分の満足やプライド，あるいは意図する方針や研究のための思考に陥りがちであるということだ。そして患者のためという金言で，押しつけの医療を行っていることを気がつかないことがあるということだ。患者との良好な関係が築けず，若い医師や看護師がバーンアウトしてしまう話を聞く。新卒の医療者にとっては自分が生まれる前から透析をしている患者も多いのである。長期透析患者たちは治療技術も不十分，経済的にも苦しかった時代を生き抜いた，いわば勇者（猛者かな？）である。その患者に対してきまじめな職務的義務感から，何とか指導しようとのりだすことには無理がある。指導，指導と意気込んでうまくいかないとどうなるか…

　「こんなに一生懸命したのに，どうしてわかってくれないの。」

　「これ以上どうしろというの。」「私はもう限界だ。」

となるか，

　「きっと受け入れられない患者なんだ。」

と都合のいい理由をつけて（ラベリングして）一件落着にしてしまう。

　これは自分の介入が相手に奏功して，相手から認められることにより，相手から感謝されることにより自分を満たそうとする考え方，他者報酬型の考え方である。これだと自分への評価は患者次第になり，ハッピーエンドもあるがバーンアウトもあり，時にラベリングによる一件落着が必要になる。そうでもしないと次に進めないからだ。専門知識や技術も未熟で人間性もこれからの医療者が，自らの力を頼みに生きてきた透析歴30年の患者に指導しようと意気込むこと自体が荒唐無稽のように僕には思える。「あなたの透析人生のコツを教えてください。私は新米ですが，透析を勉強して実力のある透析の専門家になりたいです。ご指導よろしく御願いします。」からスタートしたらどうだろう。

　これまで述べてきたように透析患者のQOLは，透析時間や回数，ダイアライザの選択やHDFなど，透析治療の質に大きく左右される。われわれには透

析患者の愁訴を解決していく，技術やノウハウがあるのだ．その技術を活かして，患者が自分の目標を達成していく体力気力を育てていくのが透析に関わる医療者の目的である．透析を受けながらどうやって生きていきたいのか，何をしたいのかを聞き，それを支えるのだ．患者の愁訴を解決するための方法を患者に提案し，お互い納得づくでトライする．そしてそれが奏功し患者が自らの目標にまっすぐ向かったときには，「さすがプロ！　お見事！」と自分を褒めよう．患者はきっとあなたの背中にありがとうと言っている．けれどそれが聞こえようが聞こえまいが，内なる達成感になんら変わることはない．正確な知識と技術の実践による自己報酬型の考え方である．小さな達成感の積み重ねで成長していくことを，患者とともに喜び合えるような透析室になればよいと願っている．

E 日本語力を磨く・会話力を磨く

　患者との会話，家族との会話，医療者同士の会話といろいろあるが，よい関係になるためには日本語と会話の力が大事である．ペンは剣に匹敵すると言われ，これにはいろいろな意味がある．重要なことはペンと剣は同じものであったということを知ることだと書家の石川九楊先生に教えていただいた．曰く，文字の始まりは石器（剣）を用いて，石や木を削り取って表したところから始まり，文字の始まりとは文化の始まりに等しい．剣で削り出された言葉を用いての会話は，真剣を用いた斬り合いに相当すると認識する必要がある．無警戒に軽い言葉を乱発するとばっさり斬られてしまうのだ．
　ムンテラという言葉はmundtherapieというドイツ語で言葉の治療という意味で，「言いくるめる」という雰囲気がでてしまうということで嫌われて，インフォームドコンセントに取って代わられた．しかしこの「言いくるめる」というのはあながち，まちがいではないのではないかと最近思うようになった．治療方針などいくつも選択肢があって迷う場合も多いが，科学的にも経験的にもこの患者にはこの治療しかないという場合がある．しかし患者の同意が得られない場合が往々にしてあり，何とか説得して治療を受けさせたいとあれこれ努力することになる．いかにわかりやすく，理論立てて患者と話すか，患者の要求を聞きながらもこちらの主張を通すか，これはやはり戦いである．しかし違うことがある．勝ち負けがないのだ．目的は患者を説き伏せることではなく，

患者は知らず知らずのうちに，まるで自分がずっと以前からそう考えていたかのような患者自身の選択にするのだ。僕たちは最後に一言言うだけでよい。
「さすがですね。」

国際人の育成のために，英語教育を幼少時から始めようとする動きがある。教育界では賛否両論だ。僕は反対はしない。けれど英語の時間の 10 倍以上の国語の時間がないと賛成できない。国語の時間を減らしての英語など言語道断だ。患者に自らの選択として，こちらの提案を受け入れてもらうには，論理的な思考と誠実で明快な会話力が必要である。これは日本語の力に他ならないからだ。先ず磨く必要があるのは英語ではなく日本語なのだ。

14
エピローグ

A 臨床医のあるべき姿

　Evidence based medicine（EBM）とは治療方針を検討する際に，それまでの報告を渉猟し偏りのない情報提供をし，自らの経験や患者の意思を鑑みた治療方針を決定することを言うと理解している。しかしわが国でよく使われている「エビデンス」という言葉は，この元々の意味から大きく離れてしまったのではないかと感じる。この「エビデンス」の対極におかれ，「エビデンス」がないと切って捨てられるように軽んじられてしまっているのが「臨床医のカン」ではないだろうか。故石崎允先生は，動物的嗅覚のような臨床医のカンの持ち主であった。しかし，説明下手で，最初に聞いただけでは何を言っているのかがわからないことが往々だった。けれど二度三度聞くうちに，自らの経験と照らし合わせていくうちに，もしかしたらとてつもないことを見通していたのだと気づかされたことが何度もある。だからというわけでもないが，学会や研究会では「エビデンス」がないとばっさりやられていた。同じようなことを言っている「英語の論文」がなく，「英語の論文」では否定的であるからというのが理由だった。その様をながめながら僕は，彼らの「エビデンス」は患者の幸せのためにあるのではなく，自分を脅かすかもしれぬ主張や認めたくない意見をさも高いレベルで否定しているのだと，周囲に自分をアピールするための常套句ではないかとさえ感じていた。100人の患者のうち1人でも元気になればそれは価値があると僕には思えるが，前向き試験で有意差がつかなければ価値がないと切り捨ててしまうのであれば，臨床医のカンなど必要なく，それが育つ土壌すらなくなってしまう。自ら経験した目の前の事実を「エビデンス」がないからと安易に否定してしまうことは，結果に内在するかもしれぬ真実を否定し，自らの感性をも否定することにつながるのではないだろうか。いったいそんな臨床の場に興奮や感動はあるのだろうか。価値観を大転換させるような新しい発見があるのだろうか。目の前の患者の訴えや自分が感じ取ったものがスタートであり，そこに真実が内在するかどうかの仮説構築をし，「エビデンス」の収集を経て，患者の訴えの正しさを証明していくのが臨床医のあるべき姿だと多くの先達が教えてくれた。そこに透析医療の醍醐味がある。

B 錦の御旗

　愛Podという語呂（ロゴかな？）はちょっとした偶然，アップルのミュージックプレーヤーを意識した，ただのしゃれがスタートだった．2005年の日本透析医学会，A社のランチョンセミナー用のプロモーションビデオの撮影中に，偶然言いまわしたものだった．まさかそれが一冊の本になろうなど，もちろんそのときは考えてもみなかった．肝心なビデオの出来はそこそこだったが，担当の佐藤真紀さん（敬意を表して実名で）が愛Podをものすごくおもしろがってくれて，ロゴマークをつくり，ポケットマネーでオリジナル携帯クリーナーをプレゼントしてくれた．友人のデザイナーにちょこっと無理をさせたのだと言っていたが，ピンク地にきりりとハートマークの愛Podがかっこいい（図35）．これに気をよくして色違いの缶バッチを作り，講演に呼ばれるたびに日本中だけでなく世界中に節分の豆まきよろしくばらまいた．ロゴマークの可愛さも加わり，愛Podはいろいろな人に愛され，僕をまたいろいろな縁に導いてくれた．愛Podは錦の御旗なのかもしれないと思うときがある．人々をその縁に結びつけるのは同じ理想をもつということ．理想を同じくする人々が集うところに錦の御旗が必要なのだ．「よしっ，みんなやるぞ！」と自分たちを鼓舞する旗が．麻雀も一万点棒（軍旗）を手放すとハコテン（敗北）間近というぢゃないか．愛Pod缶バッチは都合一万個ぐらい作り，われわれの施設でもスタッフも患者もみんなつけている．それだけではなく，あちこち講演に招かれるとバッジをつけて迎えてくれたり，透析学会の会場で偶然バッジをつけている

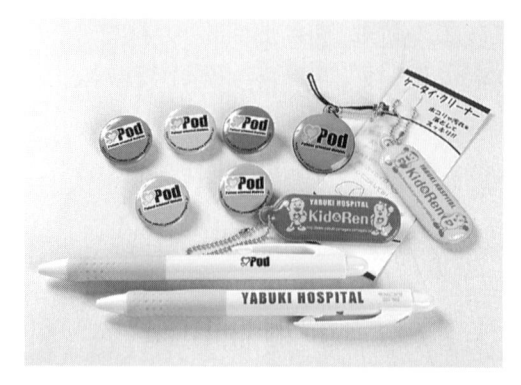

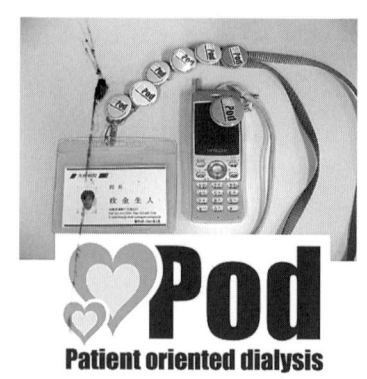

（写真提供：写真のアルス）

図35　いろいろな愛Podグッズ
ピンクのハートにきりりとPodがかっこいい．

人とすれ違うことがある．知っている人だったり，覚えていない人だったりする．その時，一瞬の恥ずかしさを大きな喜びが追いかける．矢吹で生まれた愛Podが，独り立ちして多くの人々に愛されているからだ．

C キッド＆レンの誕生

　愛Podのロゴができてしばらく，今度は病院のロゴマークを作ろうということになった．病院メンバーから集まった作品にこれというものはなかったが，中に一つゆるキャラ風のそら豆二人が帽子をかぶって踊っているものがあった．ロゴマークにはできそうもない代物だったが，なんとも味があり急遽マスコットキャラクターを作ることにした．今度は自前でデザイナーに頼み，かわいいキャラクターが誕生した（図36）．帽子とリボンで副腎を表現しているあたりがニクイ．さて名前をつけようという段になり，腎臓（Kidney）だから男は「キッド」というのはすぐに思いついたが，彼女（恋人か？）の名前が出てこない．そら豆だから「マメちゃん」にしようと提案したが，あえなく却下された．いよいよ困り太田和夫先生に相談したら，「レン」以外にないよという返事をもらった．レン（Ren）はラテン語で腎臓の意味，やっぱり困った時は太田先生だ．これがキッド＆レンの誕生秘話だ．太田先生からいただいたのはキッド＆レンだけではない．東京の事務所の水槽で泳いでいたグッピーが，今は嶋クリニックの受付でにぎやかに泳いでいる．

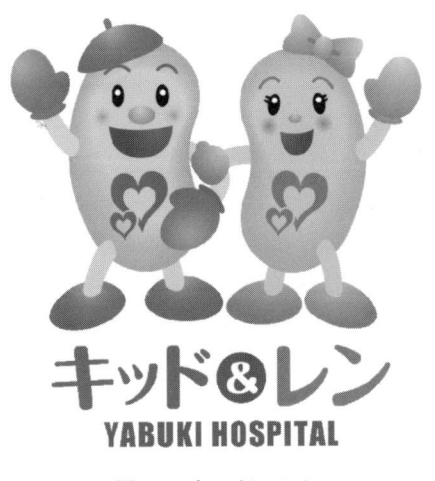

図36　キッド＆レン
太田和夫先生が名付け親

D いかしたネクタイを締めて

　25年前，大学卒業後は故郷の新潟で消化器外科医になるつもりだったのだが，バドミントン部の飲み会で先輩から誘われ，酔った勢いで山形大学に残り腎臓病学をすることに決めた。当時の山形大学には腎臓病学の講座はなく，4年上のその先輩たった1人だけだった。そんなわけで入局後即腎臓グループNo2となったが，臨床も研究も基礎すらなかった。何とか自前の講義で，臨床や研究を打ち立てねばと力んだが，腎炎の治療，透析のやり方などなにからなにまですべて物まね，オリジナルデータとは無縁のまま20年が過ぎた。オリジナルデータで論文を書くことは夢，ましてや英語で発表するなど夢のまた夢であり，そのことが長らく自分のコンプレックスであったように思う。しかし多くの先輩や友人に導かれ，自分の中に結実した愛Podというスタイルは大きな自信になった。これは世界中の透析に関わる医療者と患者に伝えなければいけないと，にわかに使命感のような気持ちが入ってきた。だから英語もトレーニングした。国際学会に演題を出し，自分のポスターの前に外人をひっぱり，メインフロアーで質問に立ち続けた。しばらくして地球の裏側からうれしいメールが届いた。ブラジルで新しく開設するクリニックで愛Podをやってみたいとのこと，慌てて愛Podシートを英訳して送った。数週間後愛Podシートブラジルバージョンが届き，わくわくしてファイルを開いた。全然読めなかった。ポルトガル語だった。

Japanese character "愛" means love and sympathy for the patients.
Japanese 愛（ai） Pod is not a music player, it's a proposal for a good dialysis modality for their high quality daily lives.

　いったいこんな学会発表がありなのだろうかと思わないではなかったし，きっと変な日本人だと訝られていただろう。けれどそれは20年間感じたことのない充実感であり，つき動かされるような衝動だった。この感覚はしばらく続いており，まだしばらく続きそうな気配だ。きっとこれから先も多くの縁に導かれ，いろいろなところに出かけるだろう。そこでたくさんの人に出会い，愛Podをアピールし，愛Podを愛してくれる多くの人たちに感謝しよう。その時は石崎先生形見のいかしたネクタイを締めていこう。

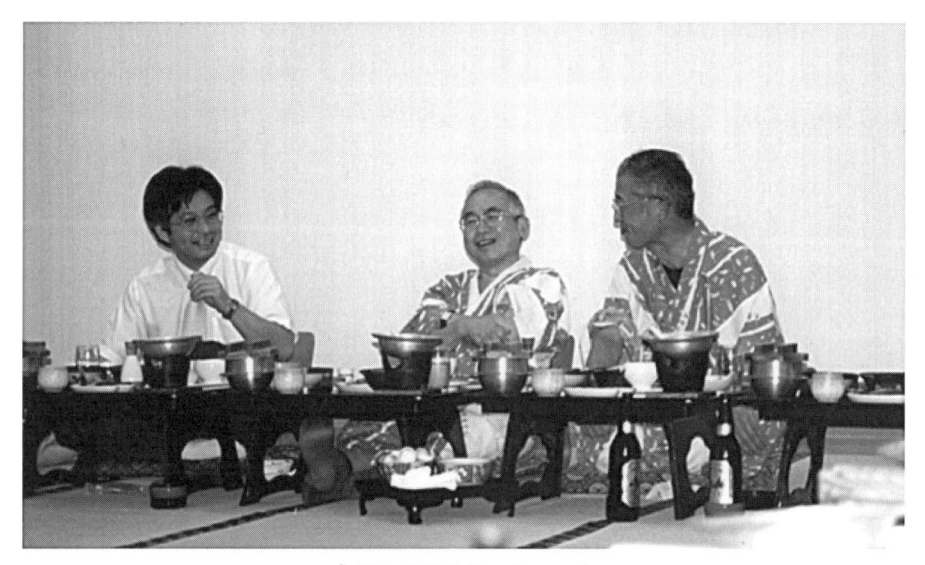

在りし日のスリーショット
(左から著者,太田和夫先生,石崎允先生)
透析の話題で盛り上がる。3人とも笑っている。

謝　辞

　稿を終えるにあたり多くの方々に感謝の気持ちを表したい。本書を書くきっかけとなった故石崎允先生，故太田和夫先生，採算度外視！自由な透析の実践を許してくださった故矢吹清一院長，矢吹清隆清永会理事長には大変お世話になりました。単行本にしてくれた新興医学出版社の林峰子社長さん，どうもありがとう。愛Pod計画は清永会のメンバーと多くの先輩，友人，そして何よりもわれわれの透析患者に導かれて一つの形になった。そのすべての人達に感謝し，今後も患者の視点にもとづく透析医療というものを深めていきたいと思う。

　本書に収載された資料の作成には以下のメンバーの多大な協力があった。

　その意味で本書は分担執筆である。

関　　裕幸（緑の里クリニック）	第4章	
江刺　志穂（矢吹嶋クリニック）	第4章	
金田　英之（矢吹病院）	第4章	
清野　美佳（矢吹嶋クリニック）	第5章	
石綿　和代（矢吹病院）	第5章	
伊藤　智子（矢吹嶋クリニック）	第5章　第6章　第8章	
小野　淳一（川崎医科大学附属病院）	第6章	
市川　和子（川崎医科大学附属病院）	第6章	
阿部冬季子（矢吹嶋クリニック）	第8章	
Pierratos教授（Humber River Regional Hospital）	第11章	
佐藤　真紀（旭化成クラレメディカル）	第14章	

　本書を校正中であった2011年3月11日，東日本を巨大地震と津波が襲った。多くの命が失われ，そこに暮らす人々の生活，それは文化と呼ぶべきものすら一瞬にして根こそぎ失われた場所がある。津波に流された透析クリニックがある。患者の安否を求め避難所をいくつもいくつも尋ね歩いた先輩がいる。眠るまもなく24時間透析を回し，患者移送の手配をし続けた多くの仲間がいた。今の自分にできることは多くはない。犠牲になった多くの人々のご冥福を祈ること，震災を忘れないでいること，そして本書をなんらかの形で復興に少しでも役立ててもらうことだ。

索 引

欧文

AN69膜 ……………… 22, 26, 59, 72, 82, 90

Bisphenol A ……………………………… 26

CKD ……………………………………… 8
CRP ……………………………………… 34

DOPPS …………………………………… 75

ethylenevinylalcohol（EVAL）膜 … 20, 21, 23, 26, 27, 59, 72, 90
Evidence based medicine（EBM）… 27, 119

Geriatiric Nutritional Risk Index：GNRI …………………………………… 34

HDF療法 ………………………………… 14
Home hemodialysis, HHD …………… 95

KDQOL …………………………… 45, 47
Kt/V（標準化尿素除去量）……… 7, 89

Malnutrition Inflammation Score（MIS）シート ………… 33, 34, 付録1, 付録2

MIA症候群 ……………… 8, 16, 26, 31
MPO研究 ………………………………… 92

NHD ……………………………………… 97
nPCR ……………………………………… 34
NST ……………………………… 33, 付録1

p-cresol ………………………………… 25
PD ………………………………………… 95
PD・HD併用 ………………………… 103
PMMA膜 ……… 21, 26, 58, 59, 72, 82, 90
polymethyl methacrylate（PMMA）… 20
Polyvinylpyrrolidone（PVP）………… 26
PQ膜 …………………………………… 72
PTH ……………………………… 45, 76
P膜 ……………………………………… 72

QOL ……………………………… 20, 89

SF36 ……………………………… 45, 47
SIRDS …………………………………… 82

TIBC ……………………………………… 34

U膜 ……………………………………… 72

索 引

あ

愛Pod …………………………… 120
愛Pod計画 ……………………… 8, 45
愛Pod調査 ……………………… 付録1
愛Pod調査票（ver.3.1）………… 付録3
愛Pod的療法選択………………… 105
愛Podミーティング ……………… 46
アウトカム研究…………………… 8
アセテートフリーバイオフィルトレーション …………………………… 64
アミノ酸 ………………… 23, 32, 90
アルブミン ………………… 25, 34
アルミニウム骨症 ……………… 81
アレルギー性機序 ……………… 73

い

イライラ ……………… 8, 20, 45, 75
インフォームドコンセント …… 104, 109

う

うつ ……………………………… 47, 71
うつ傾向 ………………………… 46
うっ血性心不全 ………………… 60

え

英語教育………………………… 115
栄養障害 ……………… 4, 8, 16, 31, 34
栄養状態 ………………………… 32
エビデンス……………………… 109, 119
エビデンスレベル ……………… 16
エホチール® ………………… 3, 13, 57
エリスロポエチン不応性貧血 …… 31

炎症型 …………………………… 34
炎症性サイトカイン …………… 14, 31

お

往復ビンタ治療 ………………… 3, 67
オンラインHDF ……………… 20, 22, 72
オンライン前希釈HDF … 20, 23, 63, 72
オンライン透析濾過法（HDF）……… 4

か

カーボスター® ………………… 65
回帰分析 ………………………… 50
会話力 …………………………… 114
化学成分 ………………………… 26
風邪薬 …………………………… 85
下大静脈系 ……………………… 61
肩こり …………………………… 84
κオピオイド作動薬 …………… 71
かゆみ ………………… 8, 47, 71, 75
ガラパゴス化現象……………… 103
カルニチン ……………………… 32
間歇的腹膜透析 ………………… 67
看護教育………………………… 110
患者様…………………………… 109
患者の愁訴 ……………………… 19
関節痛 …………………………… 47
感冒 ……………………………… 85

き

吸着特性 ………………………… 82
筋肉のけいれん ………………… 13
筋肉量 ………………… 7, 20, 31, 33

け

経営コスト	19
血圧低下	47
血管拡張作用	64
血小板減少	26
血清β2MG	13
献腎移植	32, 97

こ

降圧薬	3, 62, 67
交感神経機能	63
高リン血症	32
高齢者透析	89
誤嚥性肺炎	89
後希釈HDF	23
骨関節痛	81

さ

再吸収	7, 26
細孔径分布	24
在宅血液透析	95
在宅夜間透析	32
サイトカイン	8, 26, 82
酢酸	63
酢酸不耐症	64
酢酸フリー透析液	65
左室駆出率	60
左室肥大	62
残存腎機能	9, 45, 103

し

自覚的栄養評価票	34
自覚的総合評価（Subjective Global Assessment：SGA）	34
色素沈着	8
糸球体	7
糸球体濾過値（GFR）	45
自己責任	45
仕事のやりがい	113
自己報酬型	114
施設血液透析（HD）	103
実践的ツール	34
湿布薬	84, 85
死亡リスク	50
シャント	60
シャント結紮	61
重曹透析液	63
手根管症候群	13, 81, 82
順濾過	26
昇圧薬	3, 16, 58, 67
小分子栄養素	90
小分子クリアランス	24
小分子必須栄養成分	25
小分子物質	7
除去効率	20
食事アンバランス型	34
食事制限	45
自律神経作動薬	13
自律神経障害	67
心機能	60
心機能抑制作用	64
人工血管	60
腎臓移植	95
信頼関係	45

す

睡眠障害	49, 71
水溶性ビタミン	32
すれ違い	111

せ

生活習慣病	85
生存率	90
生体適合性	64
生体適合性不良	15, 26
生命予後	38
生理活性蛋白	27
セカンドオピニヨン	112
脊柱管狭窄症	81, 84
セレスタミン®	74
前希釈	21
前希釈HDF	25, 26, 59, 90

そ

搔痒感	20
続発性副甲状腺機能亢進症	31, 81

た

ダイアライザの選択	19
胎児発育不全	96
体脂肪	33
大分子尿毒素の除去効率	103
他者報酬型	113
多人数用透析液供給装置	19
段階的PD導入術（SMAP法）	105
蛋白異化率	32
蛋白吸着性	24, 72
蛋白結合型尿毒素	25, 82

ち

肘部内シャント	60
長期透析合併症	31
長時間透析	95
長時間頻回透析（NHD）	96
鎮痛薬	84, 85

て

低分子量蛋白	7, 24
テーラーメード治療	19
適正透析の指標	7

と

透析アミロイド症	14, 31, 81
透析液	58
透析液エンドトキシン濃度	13
透析液汚染	31
透析液水質浄化	4
透析液清浄化	13, 57
透析液組成	19
透析嫌い	57
透析困難症	57
透析時間	45
透析条件	32
透析治療の質	113
透析低血圧	3, 13, 57, 64, 67
透析の安楽さ	27
透析不足	7, 9, 45, 46, 89
透析膜選択	57
動脈硬化	8, 16, 26, 67

動脈表在化 ······················· 61	皮膚のくすみ ····················· 45
ドライウエイト ······· 13, 16, 33, 57, 61	標準蛋白異化率 ···················· 34
	頻回透析······························ 9

な

内シャントの手術修復 ················ 58

ふ

不均衡症候群 ····················· 67
腹膜透析（PD）········· 103, 110, 111
物質除去特性 ····················· 23
物質除去理論 ······················ 4
不定愁訴···························· 20, 45
不眠 ······················ 8, 20, 45, 47
プレアルブミン ··················· 34
プレドニゾロン ··············· 82, 112
ブロードな物質除去特性 ··········· 27

に

新潟研究 ························· 75
錦の御旗··························· 120
日本語力·························· 114
尿素······························· 7
尿毒症病態 ······················· 15
尿毒症物質 ···················· 25, 31
尿毒素···························· 8
尿毒素除去 ······················ 103

へ

β2microglobulin（β2MG）··· 7, 24, 31, 45
変形性関節症················· 81, 84
変形性頸椎 ······················· 84
変形性脊柱症 ····················· 81

の

ノイロトロピン® ··················· 83

ほ

ポリスルホン膜 ··················· 19

は

％クレアチニン産生速度 ············ 32
バーンアウト ···················· 113
ハイパフォーマンス膜（HPM） ······ 14
発癌 ···························· 31
白血球血小板凝集 ················· 27

ま

末梢循環不全 ····················· 26
慢性腎臓病（CKD） ············ 8, 26
満足度調査 ······················· 46

ひ

ビシフロール® ··················· 74
微弱炎症反応 ····················· 15
皮疹······························ 26
ビタミンEコーティングのPS膜 ··· 73
ヒト心房性Na利尿ホルモン ········ 61

む

ムンテラ······················ 109, 114

め

免疫抑制剤 …………………………… 97

ゆ

ゆううつ感 …………………………… 47

よ

よい透析 …………………… 9, 47, 89
羊水過多症 …………………………… 96
腰痛症 ………………………………… 84
腰痛体操 ………………………… 84, 85
容量負荷 ……………………………… 60
予後規定因子 ………………………… 8
4時間透析 …………………………… 4

ら

ラジカルストレス …………………… 31

ラベリング …………………………… 113

り

リクセル® …………………………… 82
リズミック® ……………… 3, 13, 58
リハビリ ……………………………… 84
臨床医 ………………………………… 119
臨床医のカン ………………………… 119

れ

レストレスレッグ …………………… 71
レプチン ………………………… 24, 25

ろ

濾過機能 ……………………………… 8

付録1　MISと愛Podの流れ

腎透析センターにおけるMISを用いたNSTの流れ

改定日　H21.12

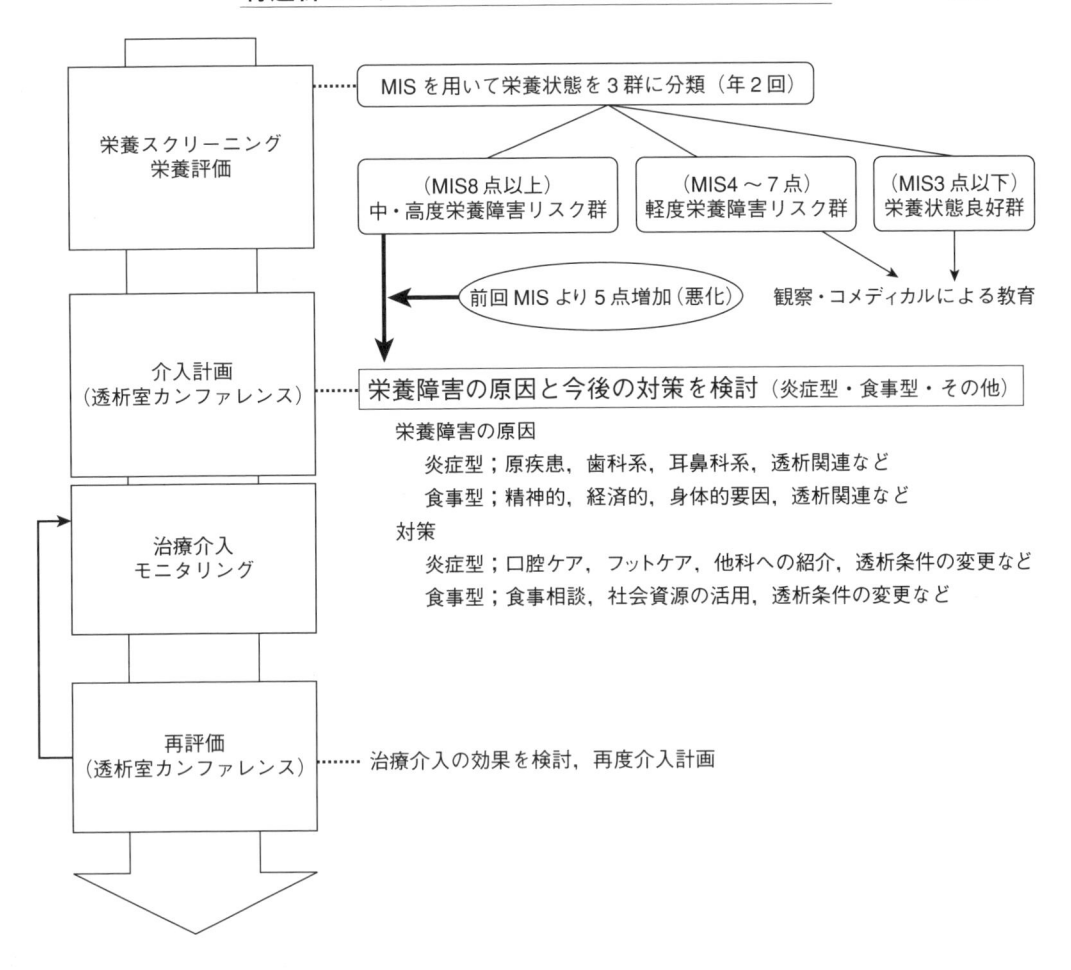

栄養スクリーニング／栄養評価
- MISを用いて栄養状態を3群に分類（年2回）
  - （MIS8点以上）中・高度栄養障害リスク群
  - （MIS4～7点）軽度栄養障害リスク群
  - （MIS3点以下）栄養状態良好群
- 前回MISより5点増加（悪化）
- 観察・コメディカルによる教育

介入計画（透析室カンファレンス）
- 栄養障害の原因と今後の対策を検討（炎症型・食事型・その他）

  栄養障害の原因
  - 炎症型；原疾患，歯科系，耳鼻科系，透析関連など
  - 食事型；精神的，経済的，身体的要因，透析関連など

  対策
  - 炎症型；口腔ケア，フットケア，他科への紹介，透析条件の変更など
  - 食事型；食事相談，社会資源の活用，透析条件の変更など

治療介入／モニタリング

再評価（透析室カンファレンス）
- 治療介入の効果を検討，再度介入計画

愛Pod調査の流れ

スクリーニング
- 血液透析患者に調査用紙を配布（年2回）
- 自己記入形式
  - ➢ 家族またはスタッフによる聞き取りも可

アセスメント
- 各項目0～4点の5段階評価
- 点数が低いほど愁訴が少ない
  - ➢ 合計点最高点　0点×19問＝0点
  - ➢ 合計点最低点　4点×19問＝76点

※問18・問19は，ならない（ない）＝0点　なる（ある）＝4点とする
※問20は合計点に含まない

治療介入
- 介入対象患者
  - ➢ 3点以上の症状を有する患者（かゆみは2点以上）
  - ➢ 合計30点以上の患者
- 全患者へ対策やコメントを記入した調査結果をフィードバックする

再評価
- 前回の調査結果と比較し，介入効果を評価する

付録2 MISシート

MISシート

ID：

| 氏名 | 殿 | 検査日 | 担当： |

| 身長　　　m，体重（DW）　　　kg | 生年月日 | 導入日 | DM |

病歴と自覚症状

1-体重の変化（過去3-6月のドライウエイトの減少）

0	1	2	3
0.5Kg未満の減少	0.5Kg以上1.0未満	1.0Kg以上，5％未満	5％以上の

2-食事摂取

0	1	2	3
摂取低下なし 摂取良好	やや摂取不良	中等度の摂取不良または流動食のみ摂取可能	少量の流動食または摂取不能

3-消化器症状（悪心・嘔吐・下痢・食欲不振）

0	1	2	3
問題なし 食欲良好	食欲不振から悪心等の軽度症状あり	時々嘔吐等の中等度症状あり	頻回の下痢，嘔吐 著しい食欲不振

4-身体機能（栄養と関連した機能低下）

0	1	2	3
正常	時々歩行困難や倦怠感あり	日常生活に一部介助が必要（入浴など）	自立生活困難 ベッド上生活・車いす

5-透析歴と合併症

0	1	2	3
透析歴1年未満 健康状態良好	透析歴1-4年 軽度合併症あり	透析歴4年以上，中等度合併症あり（MCCを1つ含む）	重篤で多数の合併症あり（MCCを2つ以上含む）

MCC：心不全classⅢorⅣ、心筋梗塞、エイズ、重症COPD、脳血管障害、悪性腫瘍の転移もしくは化学療法の施行

身体状況

6-体脂肪量の減少　AC　　cm，TSF　　mm（　　％）

0	1	2	3
%TSF 91％以上	%TSF 81〜90％	%TSF 61〜80％	%TSF 60％以下

7-筋肉量の減少　AMC　　cm（　　％）

0	1	2	3
%AMC 91％以上	%AMC 81〜90％	%AMC 61〜80％	%AMC 60％以下

BMI

8-BMI（　　kg/m²）

0	1	2	3
20以上	18以上20未満	16以上18未満	16未満

検査データ

9-血清アルブミン（　　g/dl）

0	1	2	3
4.0以上	3.5以上4.0未満	3.0以上3.5未満	3.0未満

10-血清TIBC（　　μg/dl）

0	1	2	3
250以上	200以上250未満	150以上200未満	150未満

合計点　　　　　点　　良好（0〜3点）・軽度栄養障害（4〜7点）・中・高度栄養障害（8点〜）

その他	CRP（mg/dl）	ダイアライザ	治療方法 HD, HDF（前, 後）, HD＋PD	血流量（ml/min）	nPCR（g/kg/日）

| 前回MIS | 　　　点 | コメント |

前体重（kg）	後体重（kg）	透析時間	前BUN（mg/dl）	後BUN（mg/dl）

矢吹　NST

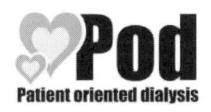

付録3 　愛Pod調査票（ver. 3.1）

透析治療に関する自覚症状調査シート3.1

名前：　　　　　　　　　　　記入日：平成　　　年　　　月　　　日

該当する顔マークの下の数字に○をつけてください。

普段の気になる様子について教えてください

1. 関節痛（手首、肩、膝、腰などの痛み）はありますか？

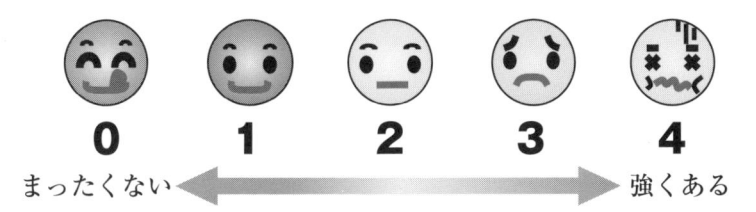

   0　　1　　2　　3　　4
   まったくない　←――――――→　強くある

2. かゆみはありますか？

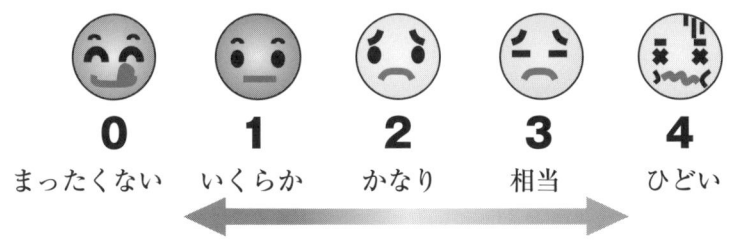

   0　　1　　2　　3　　4
   まったくない　いくらか　かなり　相当　ひどい
   ←―――――――――――――→

3. イライラを感じることはありますか？

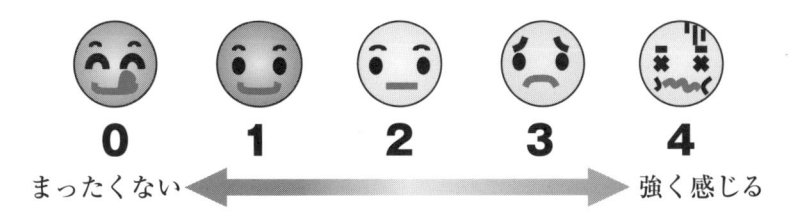

   0　　1　　2　　3　　4
   まったくない　←――――――→　強く感じる

4. だるさを感じますか？

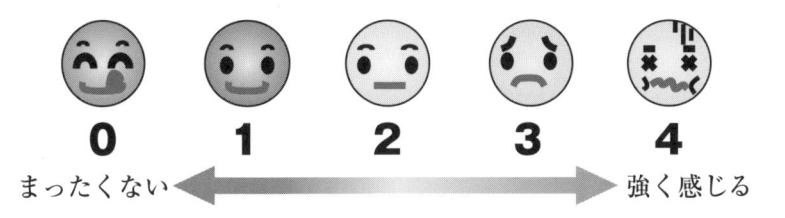

   0　　1　　2　　3　　4
   まったくない　←――――――→　強く感じる

5. 動悸や息切れがありますか？

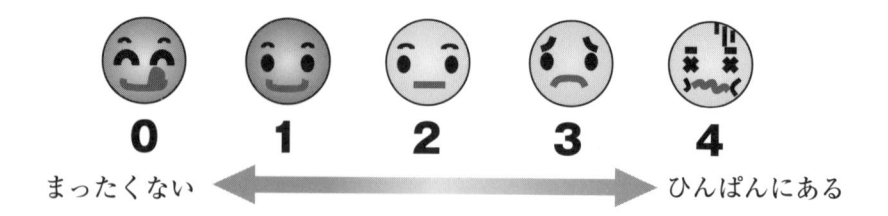

0　1　2　3　4

まったくない　←→　ひんぱんにある

6. 便秘でお悩みですか？

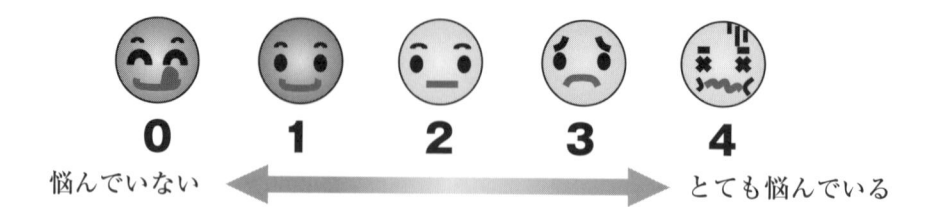

0　1　2　3　4

悩んでいない　←→　とても悩んでいる

●下剤を飲んでいますか？（✓をつけてください）

☐ 飲まない　☐ ときどき飲む　☐ 毎日飲む

7. ふとんに入ってすぐに寝つけますか？

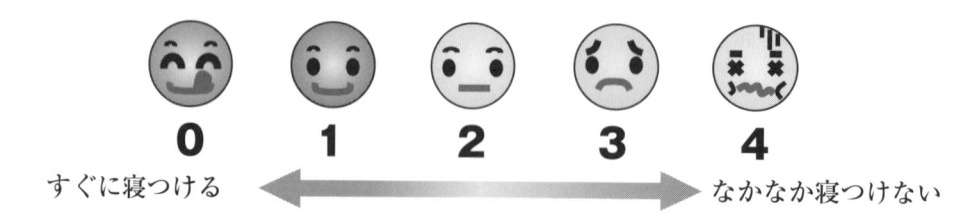

0　1　2　3　4

すぐに寝つける　←→　なかなか寝つけない

8. 朝までぐっすり眠れますか？

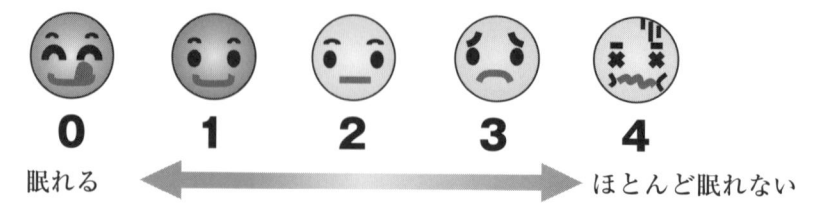

0　1　2　3　4

眠れる　←→　ほとんど眠れない

●睡眠薬を飲んでいますか？（✓をつけてください）

☐ 飲まない　☐ ときどき飲む　☐ 毎日飲む

透析について教えてください

9. 透析中にだるさを感じることはありますか？

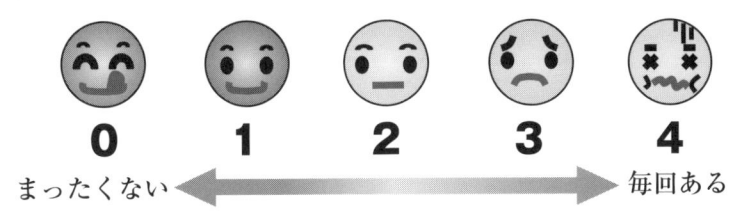

0　1　2　3　4

まったくない　　　　　　　　毎回ある

10. 透析中、透析前後で頭痛はありますか？

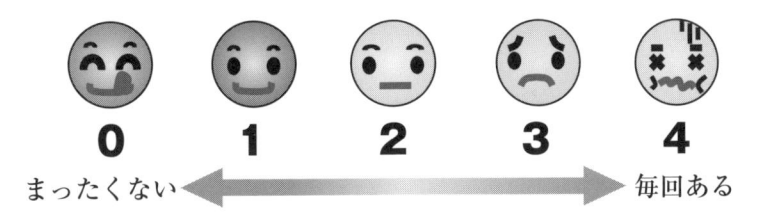

0　1　2　3　4

まったくない　　　　　　　　毎回ある

11. 透析中に血圧が下がりますか？

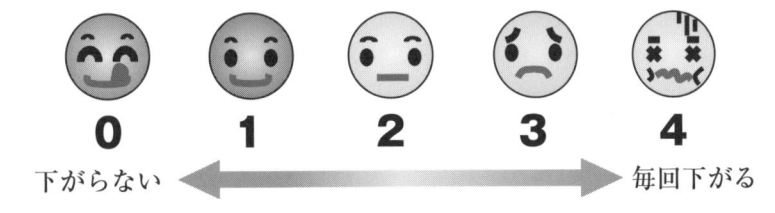

0　1　2　3　4

下がらない　　　　　　　　毎回下がる

12. 透析中に足のつり（こむらがえり）はありますか？

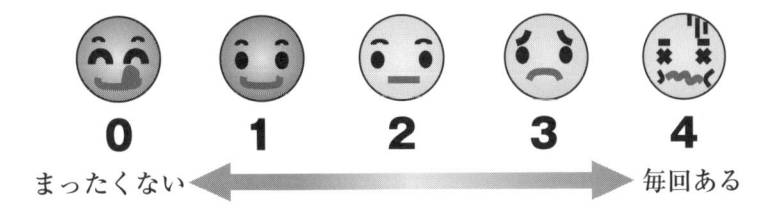

0　1　2　3　4

まったくない　　　　　　　　毎回ある

13. 穿刺痛はありますか？

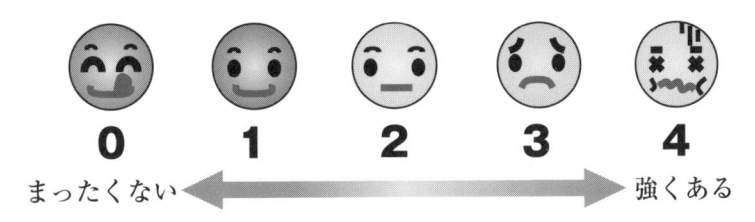

0　1　2　3　4

まったくない　　　　　　　　強くある

Pod
Patient oriented dialysis

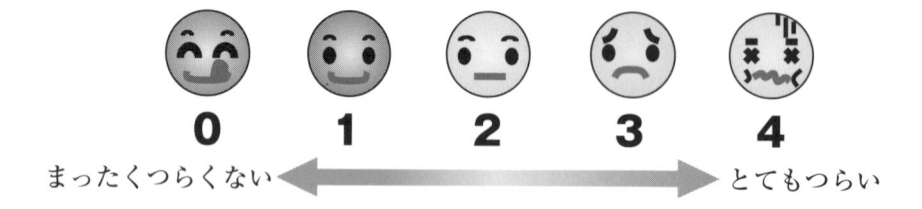

食生活について教えてください

14. 食欲はありますか？

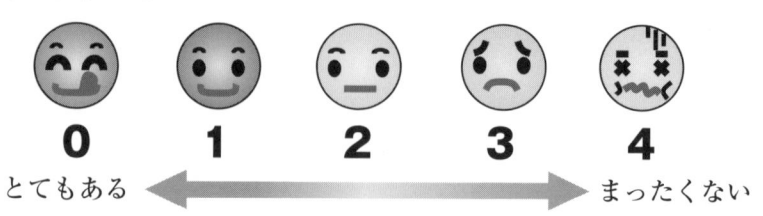

0　1　2　3　4

とてもある ⟷ まったくない

15. 食事はおいしいですか？

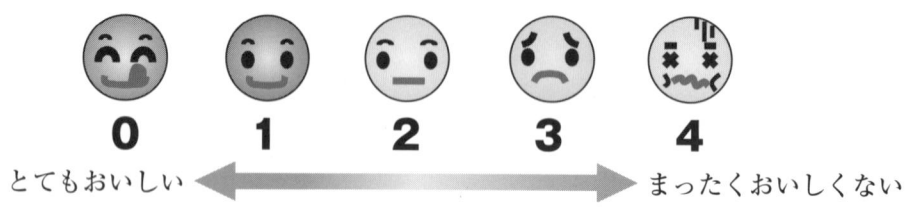

0　1　2　3　4

とてもおいしい ⟷ まったくおいしくない

16. のどは渇きますか？

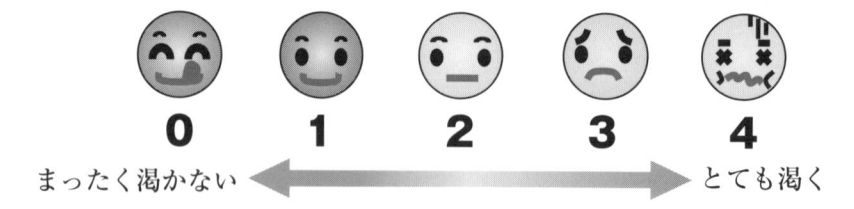

0　1　2　3　4

まったく渇かない ⟷ とても渇く

17. 食事制限はつらいですか？

0　1　2　3　4

まったくつらくない ⟷ とてもつらい

日々の気分を教えてください

18. 最近、ゆううつな気分または沈んだ気持ちになりますか？
    （✓をつけてください）

    □ ならない　　□ なる

19. 最近、何事も興味がわかない、いつも楽しめていたことが楽しめないことがありますか？（✓をつけてください）

    □ ない　　　　□ ある

さいごに

20. 今の自分の生活に満足していますか？

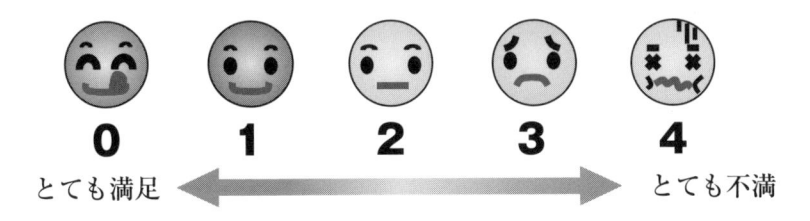

    0　　1　　2　　3　　4
    とても満足　　　　　　　　とても不満

その他、気になることや質問がございましたら、お書きください。

評価シートへのご記入、お疲れ様でした。

何か心配なことがありましたら、いつでもスタッフにご相談ください。

著者略歴

政金 生人（まさかね いくと）

1986年3月	山形大学医学部卒業
1986年4月	山形大学医学部第1内科入局
1990年3月	山形大学大学院医学研究科修了
1990年4月	山形大学医学部付属病院第1内科
1993年4月	山形県立日本海病院内科
1996年4月	山形大学医学部付属病院第1内科
2000年10月	公立置賜総合病院内科
2001年5月	矢吹病院 腎透析センター センター長
2003年4月	医療法人 矢吹病院 院長兼センター長
2004年1月	医療法人社団清永会矢吹病院 院長
2008年8月	医療法人社団清永会矢吹嶋クリニック 院長
	現在に至る

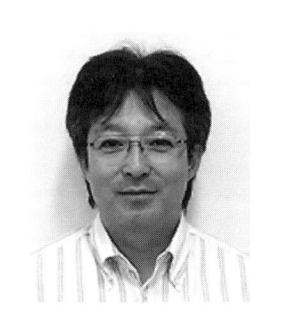

所属学会　日本内科学会（認定医，専門医）/日本腎臓学会（専門医，指導医）/日本透析医学会（専門医，指導医，理事）/日本HDF研究会（常任幹事）/日本アクセス研究会（幹事）/日本腹膜透析学会（評議員）/在宅血液透析研究会（幹事・事務局）/ASN, ISN, ISPD, ERA-EDTA, ISBP会員

主な著書　透析膜の生体適合性（共編著），東京医学社，2010/透析看護の知識と実際（編著），メディカ出版，2010/逆引きPD事典（編著），東京医学社，2005/Current Status and Perspective of the Dialysis Fluid Delivery System in Relation to Dialysis Fluid Purification」Blood Purification 27 suppl1, 2009（共編著）

© 2011

第4刷　2013年2月25日
第1版発行　2011年6月15日

患者視点の 新しい透析治療
わかりやすい計画から実際の処方まで

（定価はカバーに表示してあります）

検印省略

著　者　政　金　生　人
発行者　　　　　林　　峰　子
発行所　株式会社 新興医学出版社
〒113-0033　東京都文京区本郷6丁目26番8号
電話　03（3816）2853　　FAX　03（3816）2895

印刷　株式会社 藤美社　　ISBN978-4-88002-724-1　　郵便振替　00120-8-191625

- 本書の複製権・上映権・譲渡権・公衆送信権（送信可能化権を含む）は株式会社新興医学出版社が保有します。
- 本書を無断で複製する行為，（コピー，スキャン，デジタルデータ化など）は，著作権法上での限られた例外（「私的使用のための複製」など）を除き禁じられています。研究活動，診療を含み業務上使用する目的で上記の行為を行うことは大学，病院，企業などにおける内部的な利用であっても，私的使用には該当せず，違法です。また，私的使用のためであっても，代行業者等の第三者に依頼して上記の行為を行うことは違法となります。
- JCOPY〈（社）出版者著作権管理機構 委託出版物〉
本書の無断複写は著作権法上での例外を除き禁じられています。複写される場合は，そのつど事前に（社）出版者著作権管理機構（電話 03-3513-6969、FAX 03-3513-6979、e-mail : info@jcopy.or.jp）の許諾を得てください。